気療の奥義
手を振るだけであなたも動物を癒せる！

神沢瑞至
KANZAWA Tadashi

文芸社

はじめに

本を書くのは、本書が最後となります。手のひらを使った「気療ハンド・太古の手のひら」の「手振りと静止」の繰り返しによって、さまざまな気療現象を起こしてきました。

脳幹ショック（電撃ショック）が、きっかけとなり、はからずも気療の世界へと足を踏み入れることとなりました。以来、謎だらけの気療の世界に人生をかけてきました。気療の世界は、アマチュア時代を入れて35年になります。プロになってからは、31年になります。

気療人生の前半は、気療をする方法を論ずる「現象論」に取り組みました。拙書『気療』と『遠隔気療』が「現象論」の本でした。

次に中間期間として「現象論と現象学」をいっしょにして研究したのが、『気療で健康増進』という本でした。

気療人生の後半は、「気療現象学」を扱い、『気療講座　自他治癒力を身につけよう』『気療講座2「気療現象の原理」の発見』『気療講座3　癒しの人体地動説』の3冊を書きました。

1冊目の『気療講座　自他治癒力を身につけよう』は、生理機能（生理現象）として、医学的・生理学的に研究したことを書きました。2冊目の『気療講座2「気療現象の原理」の発見』は、物理機能（物理現象）として、物理学的・化学的に研究したことをまとめました。3冊目の『気療講座3　癒しの人体地動説』は、生理機能（生理現象）と物理機能（物理現象）をいっしょにし、「まとめたもの」

を書きました。

私はこれで本を書くことは、終了したと思いました。しかし、気療理論の究極の一点があることを漠然とながら感じていました。ある日、気療塾学院の塾生の行動を見ていてハッと気づきました。それは、強い「脳幹電流」の発生という言葉のひらめきでした。

強い「脳幹電流」が全身（体内）に流れる「気療電流」によって、体質改善ではなく、体質改造が起こっていたのです。これは一般的にいう「静電気」とは違います。強い「脳幹電流」は、電流の質が違うことに気がついたのです。

この強い「脳幹電流」こそが、気療理論の究極の一点だと確信したのです。この強い「脳幹電流」は気療理論の頂点でもあります。気療理論の「画竜点睛《がりょうてんせい》」（物事の最も大切な部分）です。

気療ハンドにすることにより、スイッチオンとなり、強い「脳幹電流」が発生するというのは、新発見といってもよいでしょう。この新発見により、気療ハンドによって起こるさまざまな気療現象を簡潔明瞭に説明することができるようになりました。

これは気療を「理解する人」への最後の贈り物となると思い、本書を書くことにしたのです。

２０２１年から２０２２年にかけて、いくつかテレビに出演したので、テレビで見て初めて私のことを知った方もいるでしょう。そういう方向けに気療のやり方や気療の原理（奥義）も解説しています。

また、手を振るだけで、動物たちが次々と気持ちよく倒れ込んでいったテレビロケの裏側も紹介していますので、撮影がどのように行われているかも知っていただければと思います。

最後になりますが、「なぜ、なぜ？」そして「なぜ？」の「気療人生」を送ってきた私にとっては、本書を出版することに幸せを感じます。そして、本書の気療理論が、健康増進に貢献することを願ってやみません。

なお、本書の出版に際し、文芸社の瓜谷綱延社長、たまサロンの藤井惇子様、編集部の高橋聖貴様に大変お世話になりました。そして、私を気療の世界へと導いてくださった、たま出版・故瓜谷侑広《ゆうこう》社長に感謝の意を表し、本書を捧げます。

２０２２年（令和４年）６月

気療塾学院長・神沢瑞至

〔目　次〕

本文イラスト　青木廉児

第1部　実践編

気療ヒーリングやオンライン気療エクササイズのやり方を紹介

第１章　気療ハンドにすれば気療ができる！
気療ハンドの作り方を覚えよう

１　気療ハンドはこうして作る

まず、気療ハンドの作り方を説明します。気療ハンドにすると、気療生命エネルギーが発生しますので、まずは気療ハンドにすることをしっかり覚えてください。

①５本の指を広げる
②５本の指をそろえてまっすぐにする
③手のひらを「くの字」にする
④親指を離す
⑤離した親指を人さし指にギュッと押しつける

２　気療ハンドの確認方法

自分では、気療ハンドにしたという感覚を得られないため、他人に確認してもらいましょう。

体内に起こる気療現象

①気療ハンドにすることにより、スイッチオンとなる
②脳内の「脳幹」に「脳幹電流」が発生する
③強い「脳幹電流」が発生した瞬間に、体内の気療電流と気療神経が同時作動する
④全身（骨格筋・内臓筋など）の筋肉細胞の「瞬間収縮硬直と弛緩《しかん》」が始まる
⑤これが脳幹指令によるマクロの筋肉の「瞬間収縮硬直現象」である
⑥気療ハンドも筋肉の「瞬間収縮硬直現象」が起こっているということ
⑦気療ハンドの親指と人さし指を他人に引き離してもらう

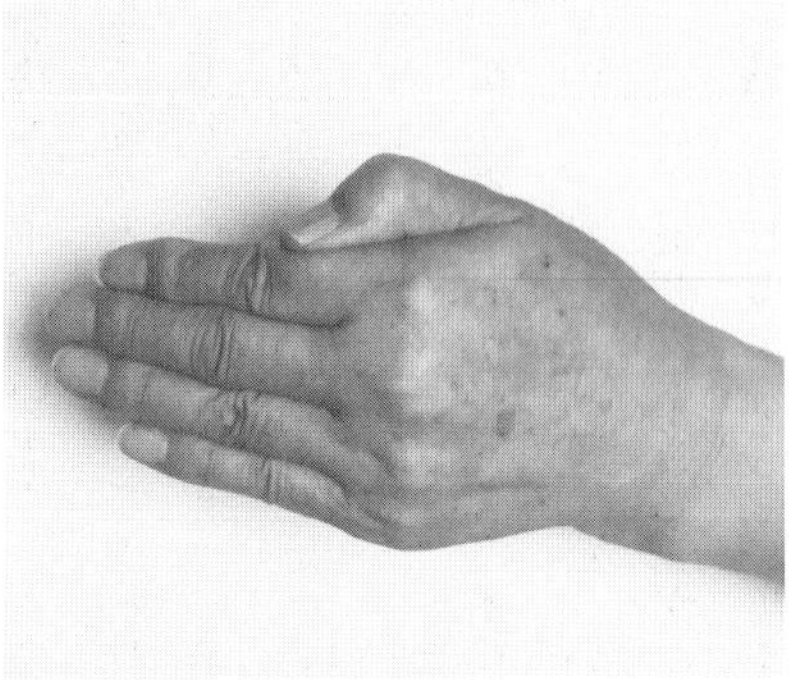

５本の指をそろえて「くの字」にした状態で「人さし指」に「親指」を「押しつける」。これが気療ハンド

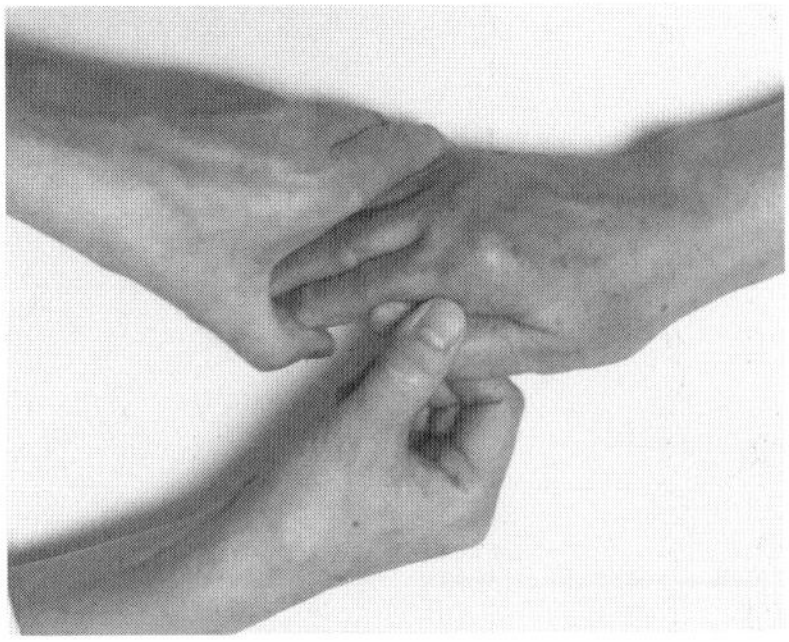

気療ハンドにすると、別の人が両手で、親指と人さし指を引き離そうとしても、ビクともしない。

⑧気療ハンドの親指と人さし指は離れない
⑨これが強い「脳幹電流」の発生による気療現象の証明となる

3　気療ハンドの手応《てごたえ》感覚

気療ハンドの手応《てごたえ》感覚は、気療神経である感知判別神経の作用です。目には見えない、いろいろなエネルギーを感ずる能力を誰もがもっており、それを感じるのが脳幹の感覚神経です。

気療エクササイズや対面気療ヒーリング、遠隔気療ヒーリング、そして自己気療ヒーリングなどは、気療ハンドで行います。この気療ハンドの手応感覚として、生命エネルギー（自然生命エネルギー・気療生命エネルギー）など目には見えないいろいろなエネルギーを感ずることができるのです。

表1にある「感覚語」と「擬態語」は、過去に多くの人たちが手応感覚として異口同音に発した言葉を列挙したものです。同じエネルギーでも、それぞれが感ずる感覚表現は違うことがわかると思います。

個人差があり、個人の感覚の世界です。この表1の一覧表の言葉のどれかを感ずる人が多いと思いますので、参考にしてください。

なお、最初は手応感覚がなくても、気療ハンドで気療エクササイズを続けることで、やがて手応感覚を感じられるようになります。手応感覚が感じられないのは大脳の抑制機能により、脳幹の感覚神経である気療神経（感知硬直神経と感知判別神経）が封印されているためです。
この点は第2部「理論編」でも説明します。

表1　気療ハンドにしたときの感覚の一覧表

感覚語	擬態語	
硬直感	モアモア	ピリピリ
熱感	スースー	ビリビリ
温感	チリチリ	ビンビン
痺れ感	チクチク	フワフワ
圧迫感	チカチカ	ツーン
圧力感	ジリジリ	ドキドキ
圧縮感	ジンジン	ドクドク
触覚感	ジワジワ	サラサラ
ぬるま湯感	ジーン	ボワーッ
ぬくもり感	ズンズン	ポカポカ
くすぐり感	ズキンズキン	ムズムズ
風流感	ズーン	モゾモゾ
撫でられ感	ヒリヒリ	サワサワ
引っ張り感	ズックンズックン	ザワザワ
重み感	ブヨンブヨン	
日焼け感		
冷感		

第２章　対面気療エクササイズをしよう

１　１人気療エクササイズ

Ｑ　１人気療エクササイズとはなんですか?

Ａ　詳しいことは第２部「理論編」で説明しますが、気療ハンドにすることでスイッチオンとなり、強い「脳幹電流」が脳幹内に発生します。同時に「気療電流」と「気療神経」が作動します。

Ｑ　そうすると、何が起こるのですか?

Ａ　全身（骨格筋・内臓筋など）の筋肉細胞が、一斉に「瞬間収縮硬直と弛緩」を起こします。筋肉細胞調整、血流調整、細胞呼吸調整の「癒しの三調整の原理」が、働きだすのです。気療生命エネルギーも強くなります。

Ｑ　気療生命エネルギーというのは、一般的にいわれている「気の力」ですか?

Ａ　その通りです。この体内の気療現象を簡単に確認する方法があります。

Ｑ　どんな方法ですか?

Ａ　気療ハンドの親指と人さし指を他の人に引き離してもらうことです。他の人が引き離そうとしても、強い「脳幹電流」と「気療電流」「気療神経」が働いているのでビクともしません。

Ｑ　簡単に離れてしまう場合はどうですか?

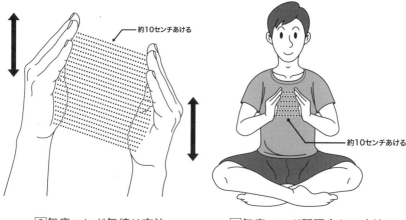

1気療ハンド間隔合わせ交流

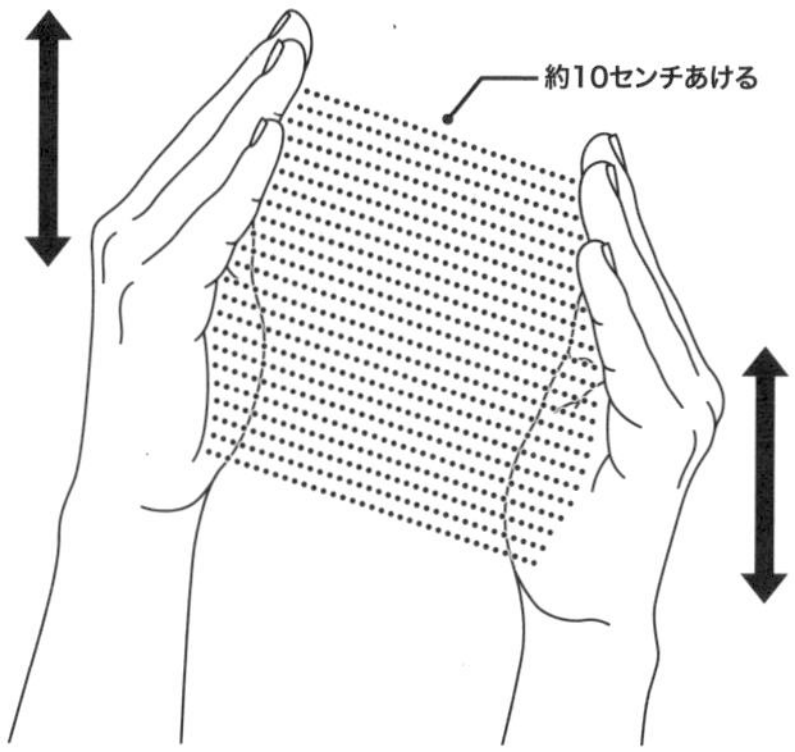

2気療ハンド気練り交流

A　簡単に離れてしまう場合は、フリーハンドです。気療ハンドでは、ありません。５本の指をそろえて「くの字」のまま筋肉硬直するのが気療ハンドです。

　形は気療ハンドに似ていても、５本の指に隙間があいてゆるんでいればフリーハンドと同じです。気療では、この状態の形を気療ハンド「もどき」と呼んでいます。

Q　気療ハンド「もどき」では、気療生命エネルギーは発生しないということですか？

A　その通りです。

Q　なるほど。では、「１人気療エクササイズ」を日々実践すれば気療生命エネルギーが身につき、感知判別力も身につくのですか？

A　そうです。代表的な「１人気療エクササイズ」の方法を挙げておきましたので、時間のあるときに日々続けてください（イラスト1～5を参照）。

Q　わかりました。では、イラスト6の「宝石類と樹木交流」の気療エクササイズとは、どんなものですか？

A　私が気療に目覚めてから、両手のひらにいつもスー

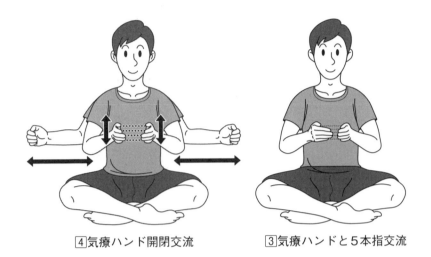

4気療ハンド開閉交流

3気療ハンドと5本指交流

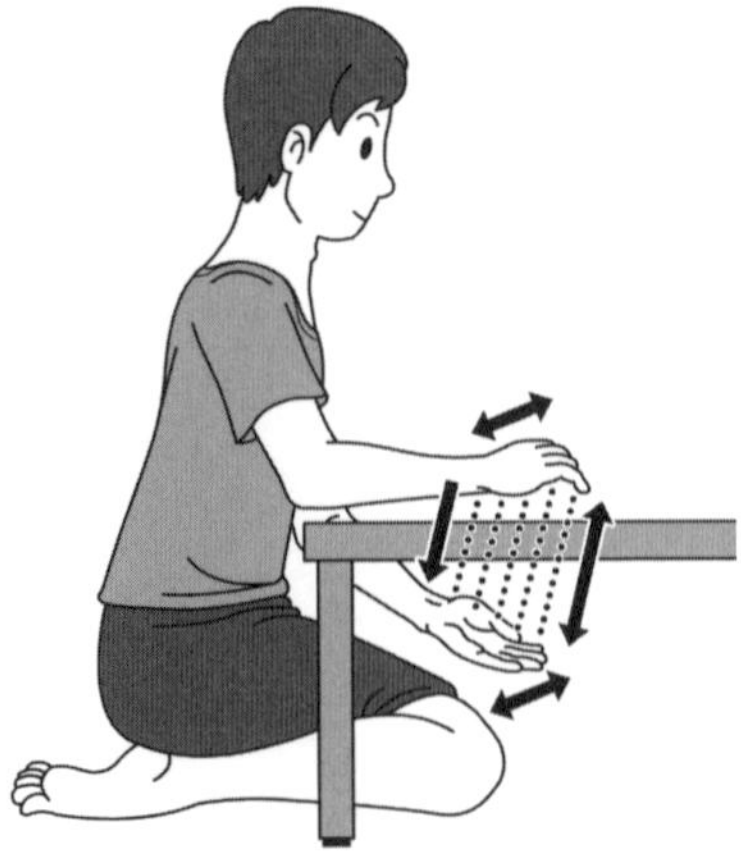

5左右気療ハンド机挟み交流

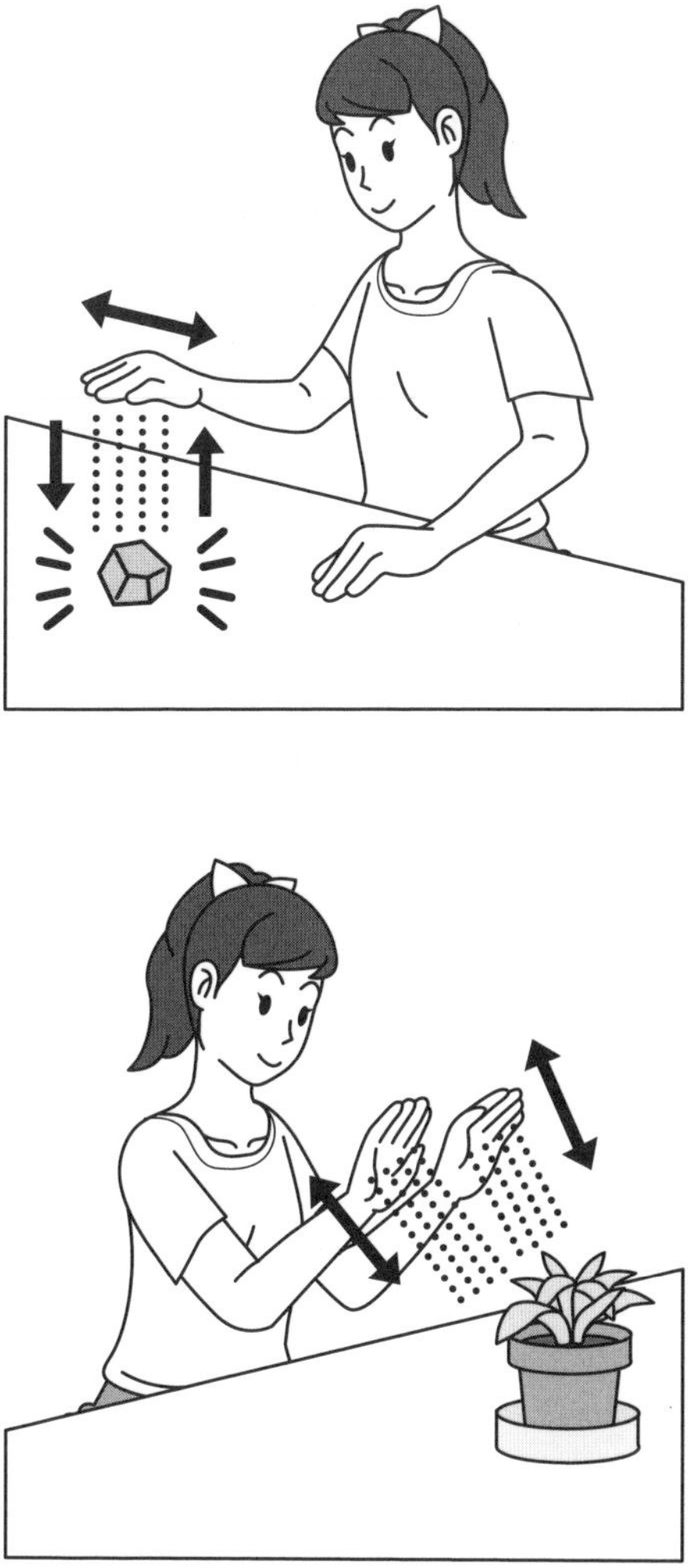

6宝石類と樹木交流

スーと感じていたのですが、何気なく水晶に手のひらをかざしたときにエネルギーを感じました。これがきっかけとなって、宝石類や樹木などと交流するようになりました。

Ｑ　その出来事にはどういう意味があるのですか？

Ａ　気療生命エネルギーと自他治癒力を身につけるのに役立ちました。

２　対面２人気療エクササイズ

Ｑ　「２人気療エクササイズ」にはどういう意味があるのですか？

Ａ　お互いが気療ハンドにすることにより、脳内では強い「脳幹電流」が発生して、強い「気療電流」と「気療神経」の働きが同時作動します。そして「気療生命エネルギー」が発生・発散します。お互いの気療生命エネルギーの瞬間伝達交流が行われるわけです。

この瞬間伝達交流が、気療生命エネルギーを引き出し合い、高め合うのです。

Ｑ　気療生命エネルギーを引き出し合い高め合うことは、自他治癒力を引き出し合い、高め合うことになりますか？

Ａ　その通りです。「自他治癒力」が身につくのです。

自分を癒す「自己治癒力」と、他人を癒す「他者治癒力」を合わせたのが「自他治癒力」です。

自他治癒力は、体内に眠っている健康資源となります。この自他治癒力の存在は、私が発見したものであり、誰も知らないものです。

7 対面気療ハンドと気療ハンド交流

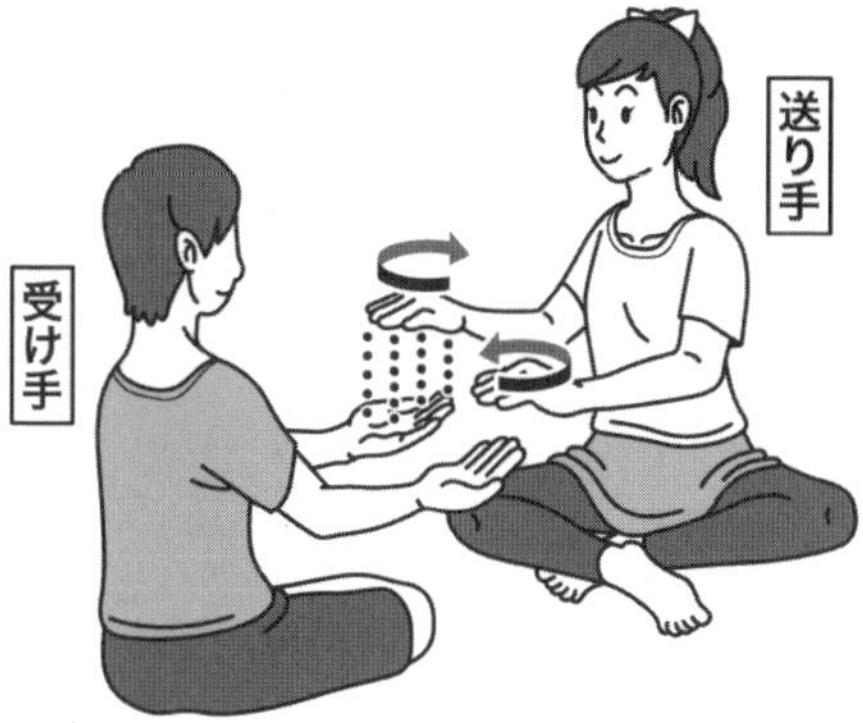

①受け手は、気療ハンドを上に向けます。送り手はその上に10センチ間隔で気療ハンドを下に向け、同じ高さのまま、こねるように回します（右回りでも左回りでもけっこうです）。

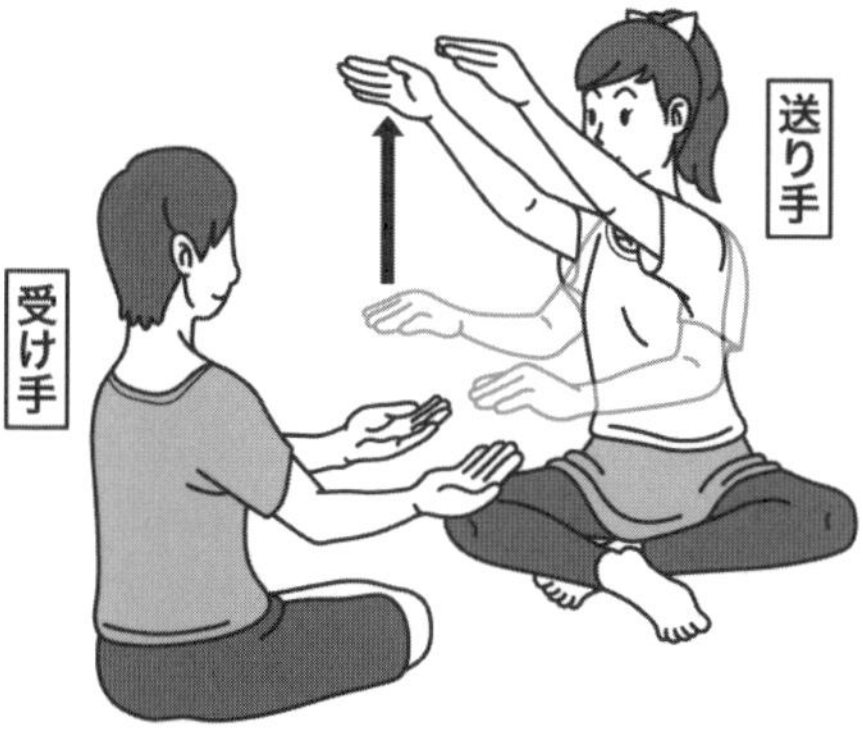

②送り手は気療ハンドを上に上げたり、下に下げたりします。

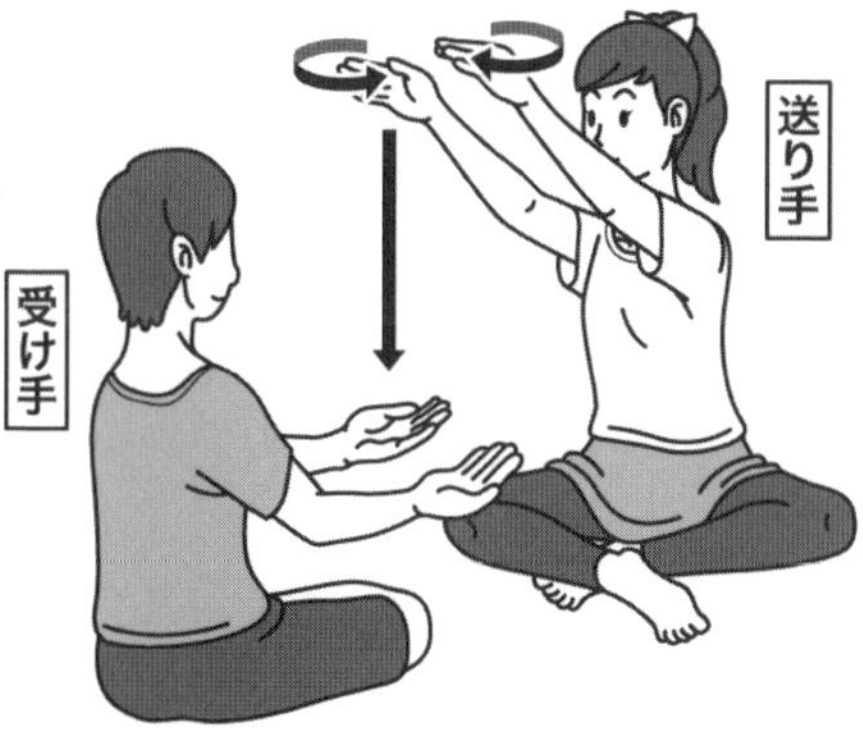

③送り手は、気療ハンドを上に上げたままで止め、その位置でこねるように回します。そして、下に向かってゆっくり下ろします。

Q　気療によって発見されたのですか？

A　そうですね。発見と言っていいかどうかはわかりませんが、自分を癒しながら他人を癒す「治癒力」があることがわかりました。

Q　自他治癒力という健康資源を掘り起こせば健康増進に使えますね。

A　その通りですね。これからは人生１００年時代といわれています。気療は健康寿命を延ばす手段にもなります。

３　対面多人数気療エクササイズ

Q　多人数気療エクササイズの「コスモス交流」にはどういう意味があるのですか？

A　コスモス交流は多人数で座って輪を作り、気療ハンドの両手のひらを上に向けた状態にします。上から見るとコスモスの花のように見えることから、そのように命名しました。

Q　コスモス交流の気療生命エネルギーは、やっていると強くなるのですか？

A　そうですね。多人数の気療ハンドによる気療生命エネルギーの瞬間伝達交流ですから、やっているうちに集合気療生命エネルギー空間になります。

１人の気療生命エネルギーを「１」とします。10人いれば「10」の気療生命エネルギーになります。合計「10」の気療生命エネルギーを超えた部分をさらに加えます。そうすると13人から14人ぐらいの集合生命エネルギー空間になります。これを「創発現象」といいます。

8 コスモス交流

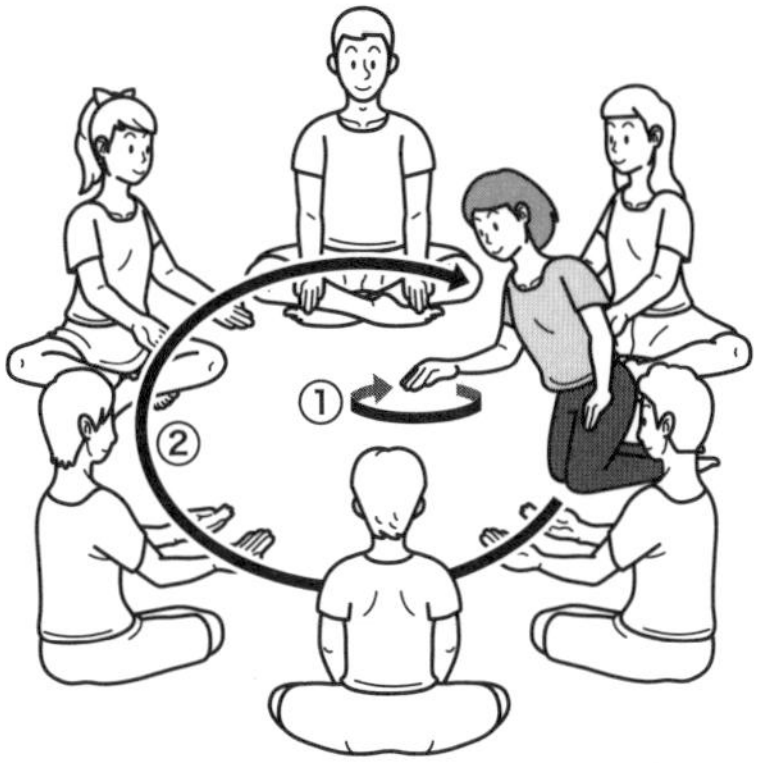

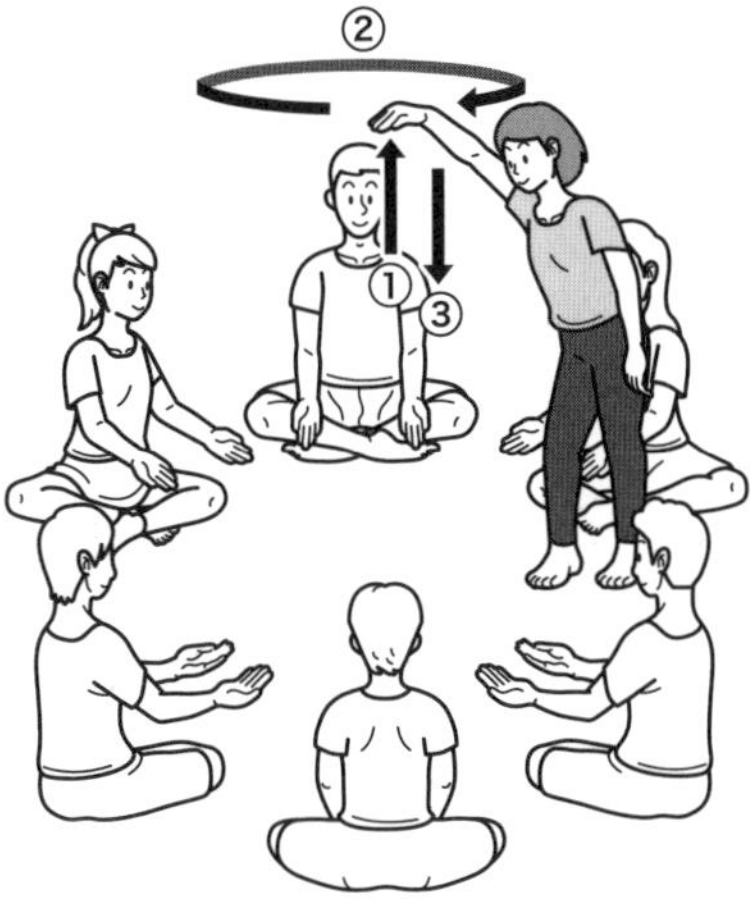

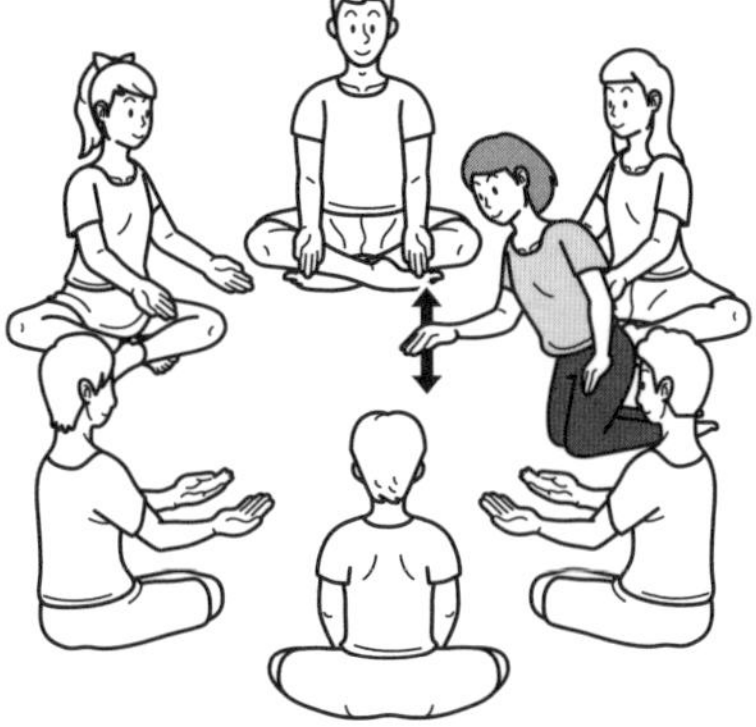

Q　そんなに強い集合気療生命エネルギー空間になるのですか?

A　例えば、人が多く集まったときの熱気と同じようなものです。
集合気療生命エネルギーは、強い「脳幹電流」と「気療電流」「気療神経」の働きによる集合エネルギー空間になります。だから、普通の集合空間よりも、癒しの空間として強くなるわけです。

Q　気療生命エネルギーと、自他治癒力を引き出し合い高め合い、癒し合う集合気療生命エネルギー空間になるわけですね。

A　まさにその通りです。

4　気療ハンドの気療エクササイズの型一覧表

気療エクササイズの型「1人気療エクササイズ・2人気療エクササイズ・多人数気療エクササイズ」を総括した一覧表を紹介します。

では、表2「気療ハンドの気療エクササイズの型一覧表」をご覧ください。

Q　気療エクササイズの型が、たくさんありますね。どうしてこんなに気療エクササイズが必要なんですか?

A　1996年(平成8年)8月8日に「気療塾」を開いてから、25年以上になります。気療教室を続けていくうちに、いつの間にか気療エクササイズの型が増えたというのが実際のところです。

表2　気療ハンドの気療エクササイズの型一覧表

気療エクササイズの型（1人気療エクササイズ・2人気療エクササイズ・多人数気療エクササイズ）
①　気療ハンド間隔合わせ交流
②　気療ハンド気練り交流
③　気療ハンドと5本指交流
④　気療ハンド開閉交流
⑤　左右気療ハンド机挟み交流
⑥　気療ハンドと宝石類・樹木交流
⑦　気療ハンドと気療ハンドの基本型交流
⑧　気療ハンド手入れ交流
⑨　気療ハンド去来交流
⑩　気療ハンド左右開閉交流
⑪　気療ハンド上下開閉交流
⑫　気療ハンド指立て交流
⑬　気療ハンド押し出し交流
⑭　気療ハンド十文字交流
⑮　気療ハンド指先交流
⑯　気療ハンド指ピン交流
⑰　気療ハンドジャンケン交流
⑱　気療ハンドとフリーハンドの交流
⑲　気療ハンドコスモス交流
⑳　気療ハンド矢車交流
㉑　気療ハンド間隔合わせ手拍子交流
㉒　気療ハンド脳幹活性化交流
㉓　気療ハンド円環交流
㉔　気療ハンド天地融合交流
㉕　気療ハンド円月活法交流
㉖　気療ハンド気療空間確認交流
㉗　気療ハンド扇交流
㉘　気療ハンド間隔伝達交流
㉙　気療ハンド気投げ交流
㉚　気療ハンド手重ね交流
㉛　気療ハンド縦列交流
㉜　気療ハンド1人寝連座交流
㉝　気療ハンド組み立て交流
㉞　気療ハンド連続去来交流
㉟　気療ハンド円環押し出し交流
㊱　気療ハンド気打ち交流
㊲　気療ハンド上下引力・斥力交流
㊳　人間乾電池交流

Q　気療エクササイズにはどういう意味があるのですか？

A　そもそも気療の世界においては、気を送るとか、気をもらうという概念（考え方）はありません。気療は、物理法則・自然法則に基づいています。

Q　では、交流についてはどうですか？

A　簡単にいえば生命エネルギーの交流です。

私たちは、日常の生活の中でいろいろなエネルギーと交流しながら生きています。人と人が会話しているときも体同士は自然交流しています。ただ大脳の「抑制機能」により、自然交流していることを体感できないようにしてくれているのです。

Q　体同士では自然交流しているのですか？

A　その通りです。例えば、空き家のことを考えてみてください。人が住んでいなければ家や壁などは、たちまち老朽化して壊れていきます。ところが人が住んでいれば、老朽化を防いで長く住めますよね。

なぜ老朽化を防げるのかというと、建物や壁などもエネルギーをもっているからです。人の自然生命エネルギーと建物や壁などの物理エネルギーの交流により老朽化を防いでいるのです。

Q　なるほど、私たちは、大脳の抑制機能によって体感できないから、自然交流していることに気がつかないだけだということですね。

A　その通りです。**気療ハンドにすると、体内に強い気療生命エネルギーが発生・発散されて、瞬間伝達交流が行われる**のです。

気療ハンドを動かすということは、お互いに気療生命エネルギーを刺激する「刺激交流」になります。

Ｑ　だから、気療ハンドにすることで気療生命エネルギーの瞬間伝達交流により、自他治癒力（自己治癒力と他者治癒力）を引き出し合い高め合うことで、癒し合う気療エクササイズになるわけですね。

Ａ　その通りです。**気療エクササイズは、自他治癒力を身につけながら、癒し合えるのが長所**です。特に一度体得した気療生命エネルギーと自他治癒力は低下することはありません。

Ｑ　それは「脳幹記憶」だからですね。

Ａ　まさにそうです。だから、癒された病気などは再発しにくいという長所があるのです。

気療は素晴らしい癒しの世界です。気療ハンドで自他治癒力を身につけましょう！

第３章　対面気療ヒーリング

１　手首の脈拍の確認

まず、手首の脈拍を確認します。確認方法としては、人さし指、中指、薬指の３本をそろえて爪を立てるようにすると、よいでしょう。

人によって、「脈の血管」が表面にあったり、中ほどにあったり、深いところにあったりします。３本指で爪を立てるようにすると、「脈の打ち方」が簡単に確認できるのです。

２　頭部の気療ヒーリング

頭部の気療ヒーリングは、気療ハンドの「手振り」を20秒前後、「静止」を40秒前後と交互に繰り返すだけです。気療ハンドと頭部の間隔は10㎝ほどあけて「手振り」と「静止」を繰り返すだけで、極めて簡単です。

9 手首の脈拍の確認（開始前）

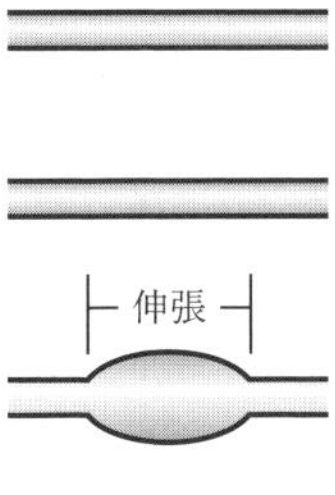

血流の確認

血管の太さ
（収縮と拡張）

脈拍の打ち方
１回の伸張の程度
（通常打ち）

（表現の例）
「クイッ、クイッ」

擬態語の表現
（脈拍の打ち方）

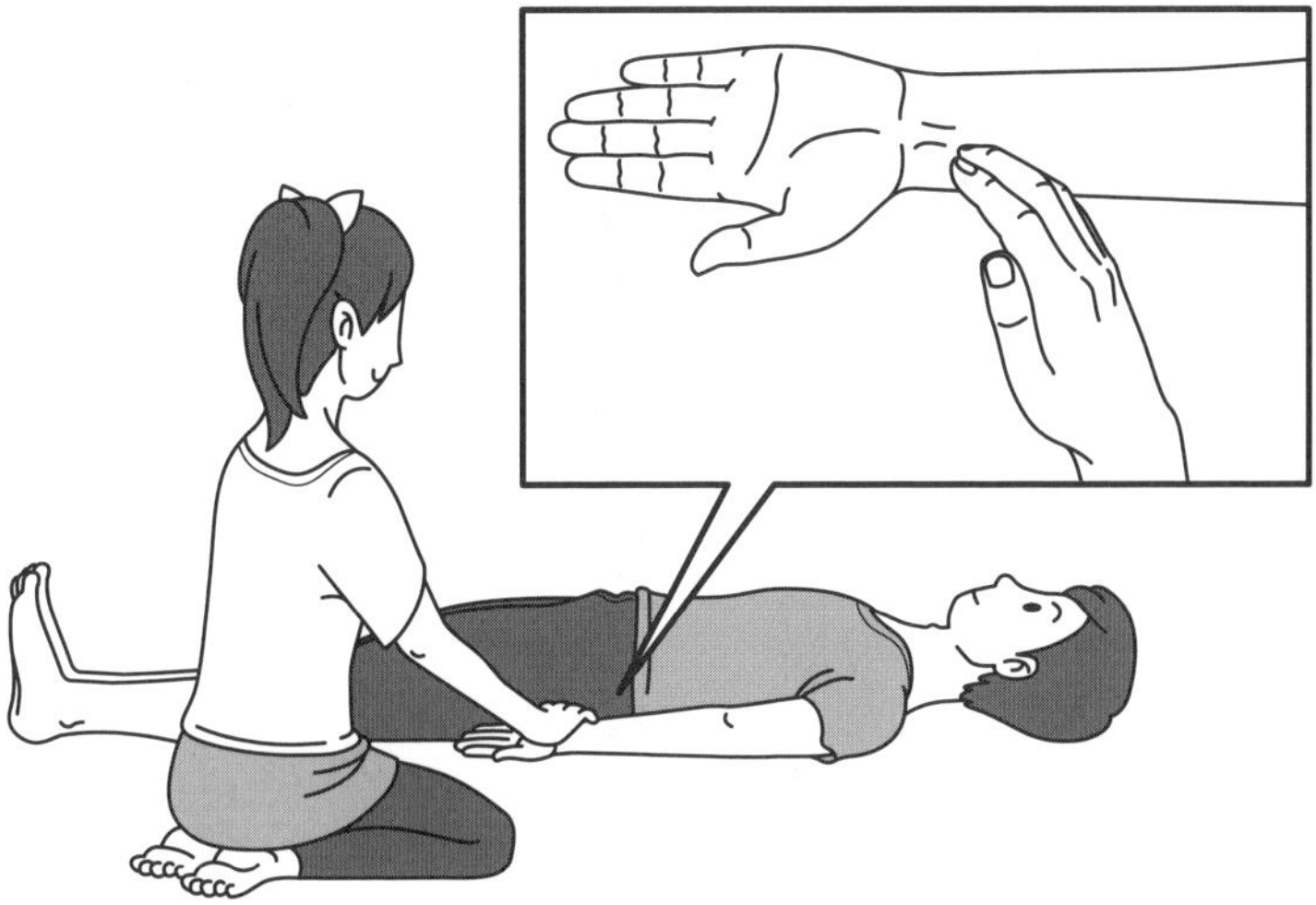

手首の脈拍を確認するときは、人さし指、中指、薬指をそろえた3本の指を当て、爪を立てるぐらいにしましょう。すると、血管（動脈）の位置がわかり、すぐに確認することができます。また、血流、血管の太さ、脈拍の1回の打ち方の伸張の程度（通常打ち）も確認すること。

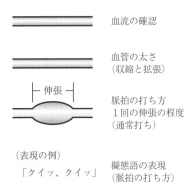

３　心臓の気療ヒーリング

心臓の気療ヒーリングの方法は、心臓から10㎝ほど離して、気療ハンドの「手振り」と「静止」を繰り返します。これによって心臓の心筋細胞の「瞬間収縮」と「拡張」の働きが強くなります。

それと同時にストレスなどにより骨格筋や内臓筋なども含め、全身の筋肉が緊張硬直して硬くなっているのを、「感覚硬直神経」の働きで解きほぐしながら、全身の血管がやわらかく広がります。

４　丹田（腹部）の気療ヒーリング――消化器系・泌尿器系・婦人科系

腹部から10㎝ほど間隔をあけて、気療ハンド「エネルギー」の「手振り」と「静止」を繰り返します。

内臓諸器官は、気療ハンド「エネルギー」の刺激交流により、すぐに「気療筋肉」に変わります。「気療筋肉」になることにより、「自他治癒力（積極的免疫力）」が活性化して、患部が改善することが期待されます。

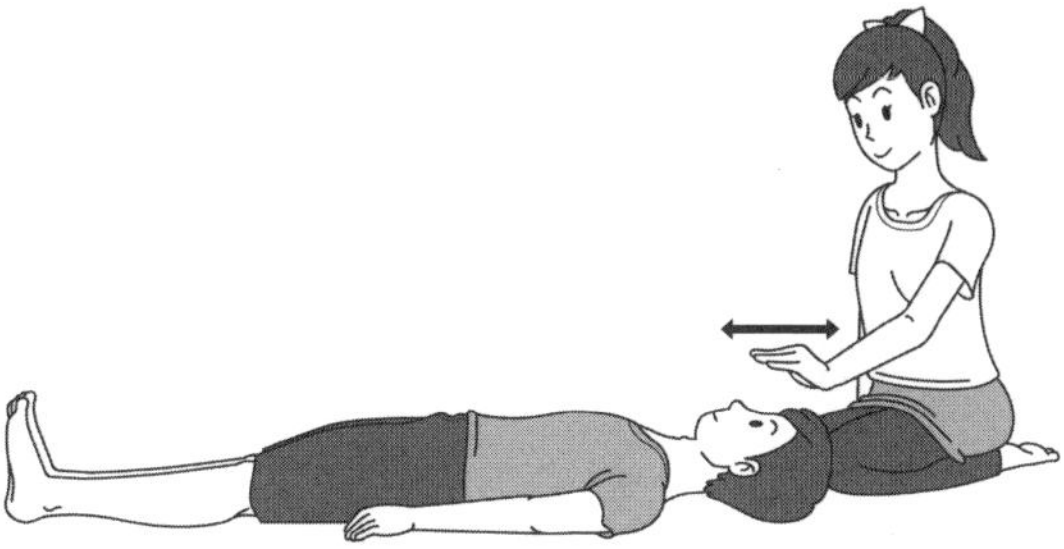

⑩頭部の気療ヒーリング（５分程度）

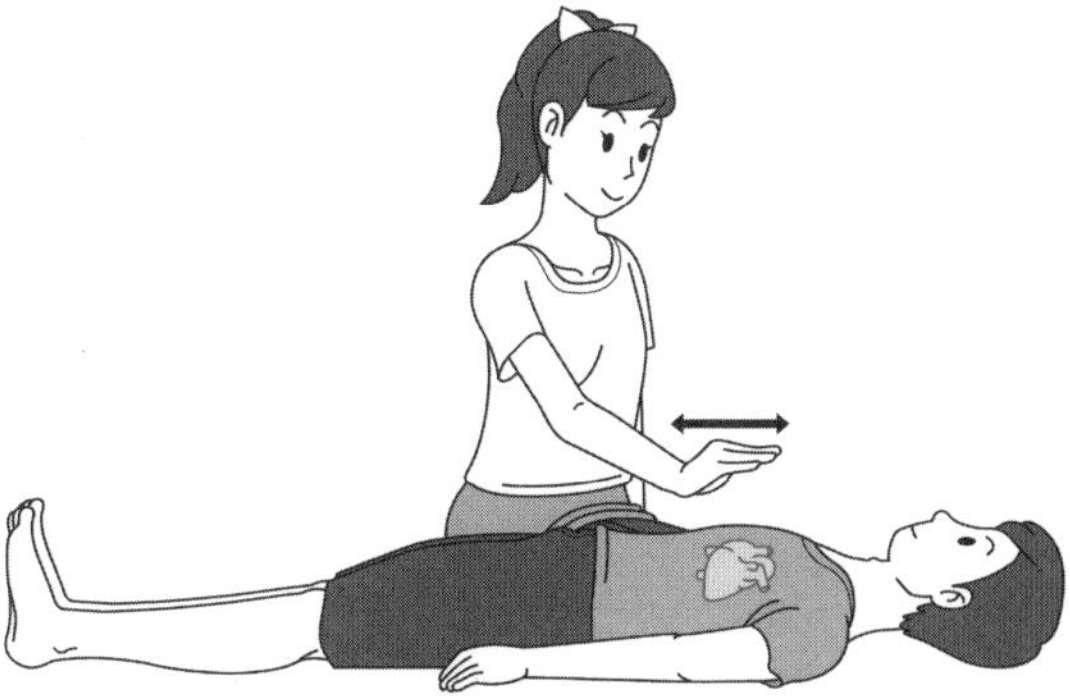

⑪心臓の気療ヒーリング（２分程度）

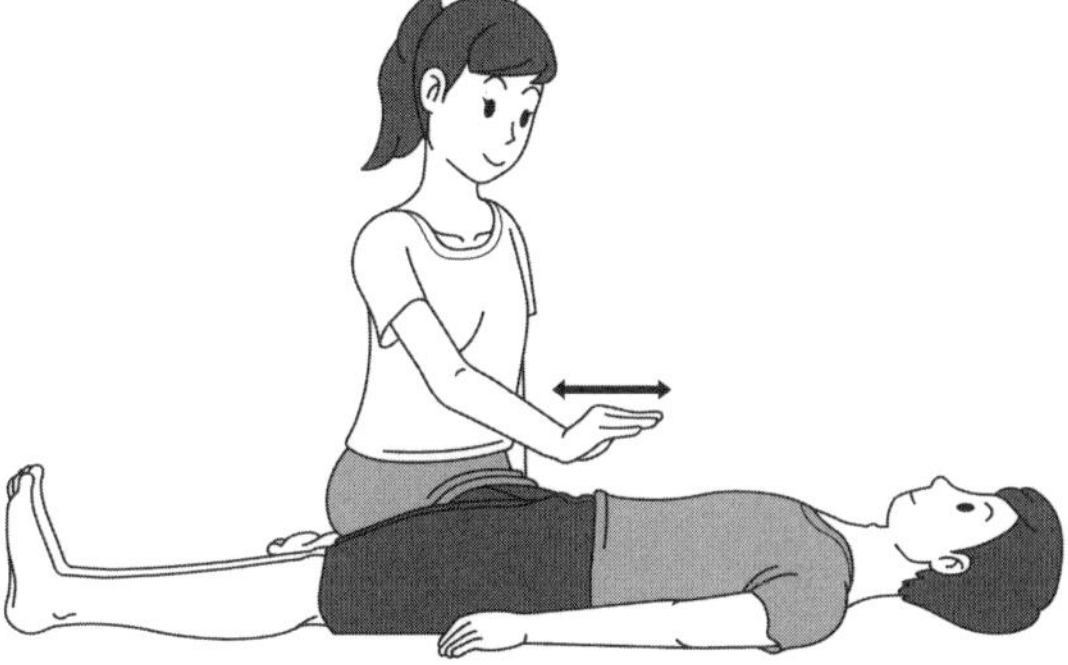

⑫丹田の気療ヒーリング（３分程度）

5　足のうらと足のうらの気療ヒーリング

「足のうら」と「足のうら」で被気療者を気療ヒーリングするようになった経緯を紹介します。気療ハンドで、頭、心臓、丹田、そして被気療者の「両足のうら」に気を送っていたところ、「手のひら」も「足のうら」も同じではないかと思い、私は「右足のうら」を13のように10㎝ほどあけておきました。動かさず、ただそこに「右足のうら」を置いているだけでした。

しばらくすると、私の「右足のうら」にチクチクしたものを感じました。そのとき、「足のうら」でもエネルギーのようなものを感ずるんだと思いました。同時に被気療者から、「足のうらってエネルギーが強いのね」と言われました。それ以来、現在も「足のうら」での気療ヒーリングを続けています。

6　患部の気療ヒーリング

患部の気療ヒーリングは、他の気療ヒーリングと同様に、患部（内臓など）から10㎝ほど間隔をあけて行います。気療ヒーリングは、基本的に被気療者の体には触れません。「手振り」を20秒から30秒、「静止」は40秒前後です。これを繰り返し、合計20～30分程度行いましょう。

⑬足のうらと足のうらの気療ヒーリング（10分程度）

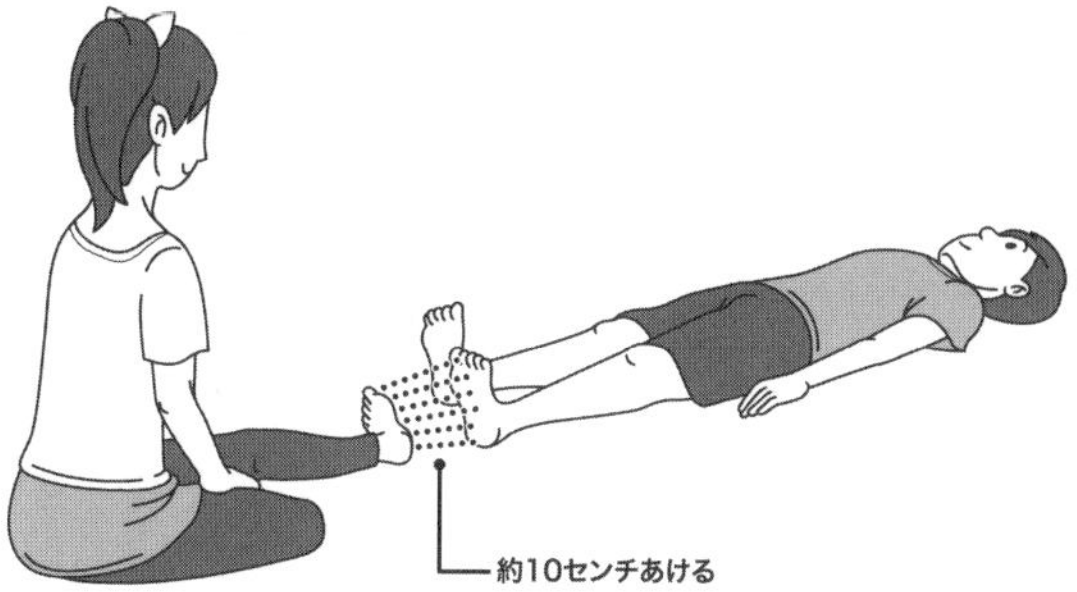

⑭患部の気療ヒーリング（20～30分程度）

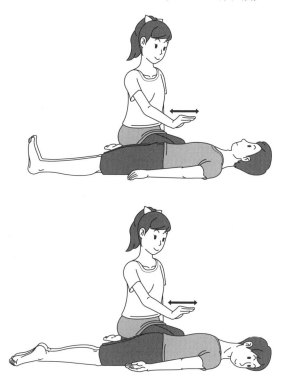

７　手首の脈拍の再確認

気療ヒーリングの前と後では、脈拍の「打ち方」が変わります。３本の指で手首の脈拍を確認してください。

気療ヒーリングを終えた後の脈拍の「打ち方」は、「ゆったり」「しっかり」「強く」なっていますね。気療ヒーリング後は、全身の筋肉（細胞）の「緊張硬直」がほぐれて、同時に血管もやわらかく広がって、血流が良好になっています。これを気療では、「ゆったり打ち」といいます。

以上、もっと詳しく知りたい方は、『気療講座　自他治癒力を身につけよう』『気療講座２「気療現象の原理」の発見』『気療講座３　癒しの人体地動説』を参照していただければ幸甚です。

⑮手首の脈拍の再確認（終了後）

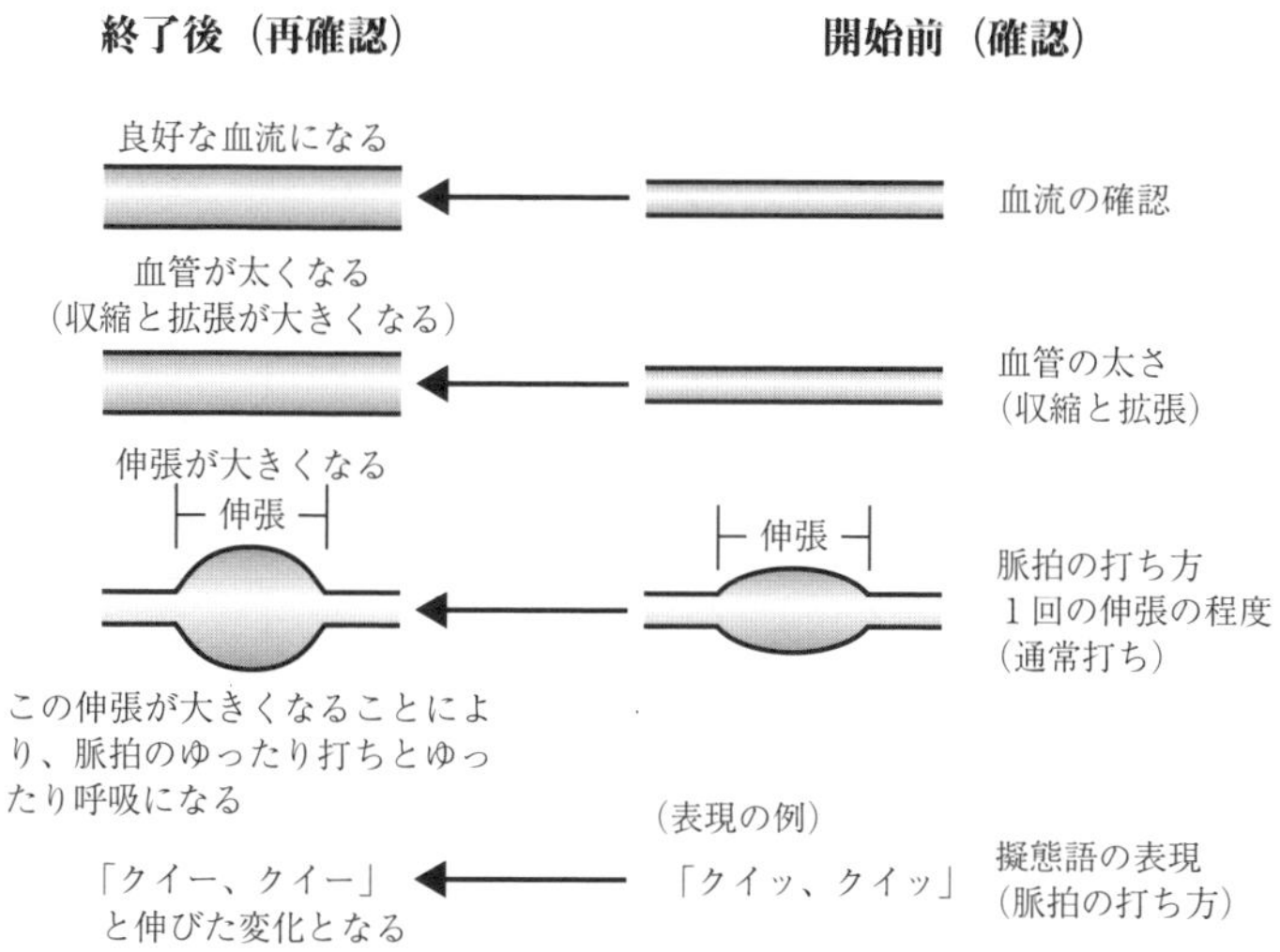

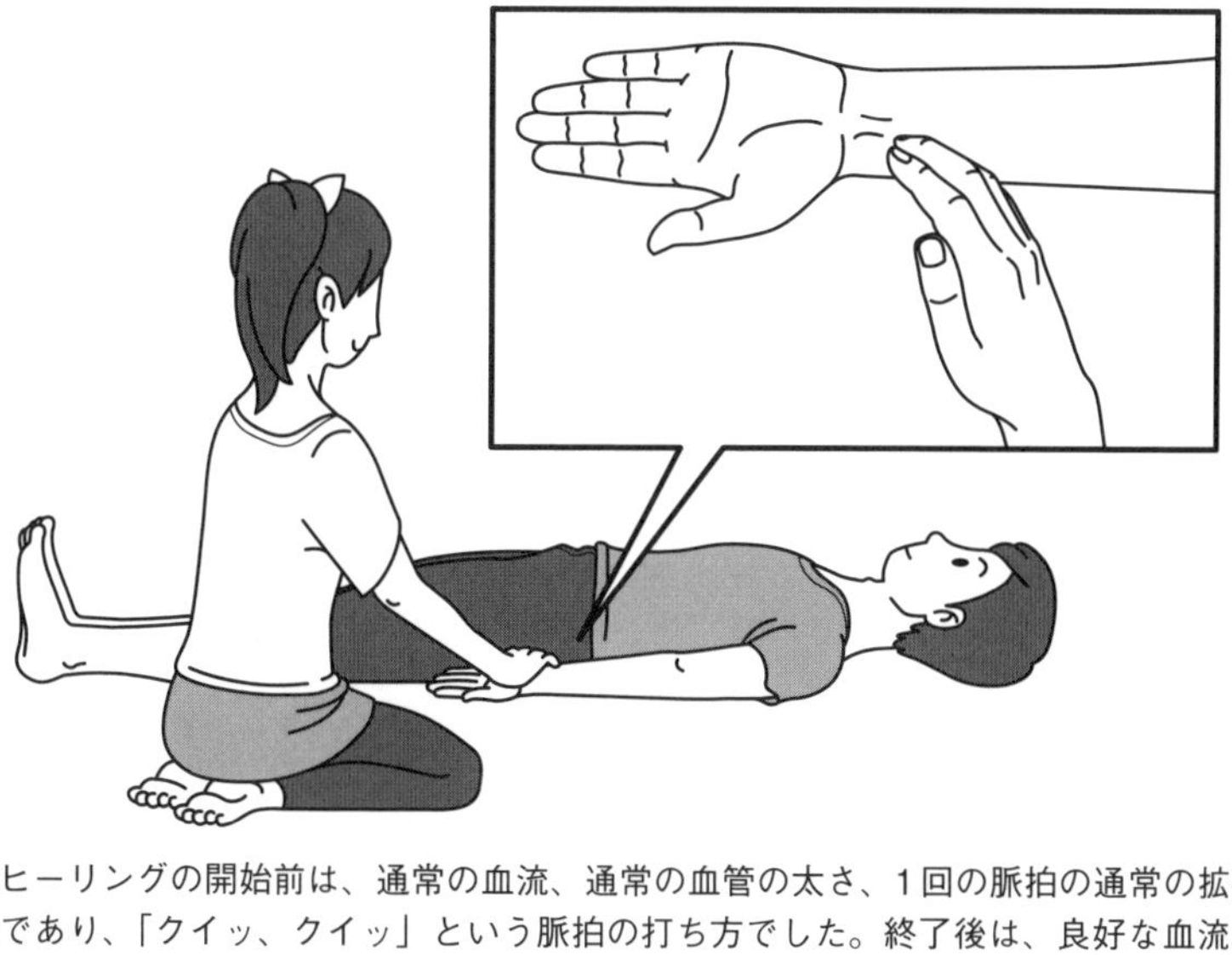

気療ヒーリングの開始前は、通常の血流、通常の血管の太さ、１回の脈拍の通常の拡張と伸張であり、「クイッ、クイッ」という脈拍の打ち方でした。終了後は、良好な血流、収縮と拡張が大きくなることで血管が太くなり、１回の脈拍の伸張が大きくなり、脈拍の打ち方が「クイー、クイー」と伸びるように変化します。これを気療では、「ゆったり」「しっかり」「強く」「太く」「やわらかく」と表現します。

第４章　ペット（犬・猫）の対面気療ヒーリング

ペットを気持ちよくさせたい方へ——ペットの気療ヒーリングを紹介します。

犬・猫の頭部と背中の気療ヒーリングの方法を解説しましょう。基本的には人間と同じ方法です。気療ハンドの「手振り」と「静止」を適宜、交互に繰り返せばいいでしょう。

犬・猫が腹這いのときは、頭部は脳に、背中は背骨を中心に10センチほどあけて気療ハンドを１分間ほど「手振り」します。それから30秒ほど「静止」状態で交流します。それを適宜繰り返せばいいでしょう。

腹部（内臓）の気療ヒーリングの方法ですが、頭部と背中の気療ヒーリングと同様に、横に寝た状態で、腹から10センチほどあけて、気療ハンドの「手振り」と「静止」を交互に繰り返してください。

時間は30分ほどでいいと思います。症状が重そうであれば、もっと時間をかけてもいいでしょう。もちろん、必要に応じて動物病院を受診することもお忘れなく。

16 犬・猫の頭部と背中の気療ヒーリング

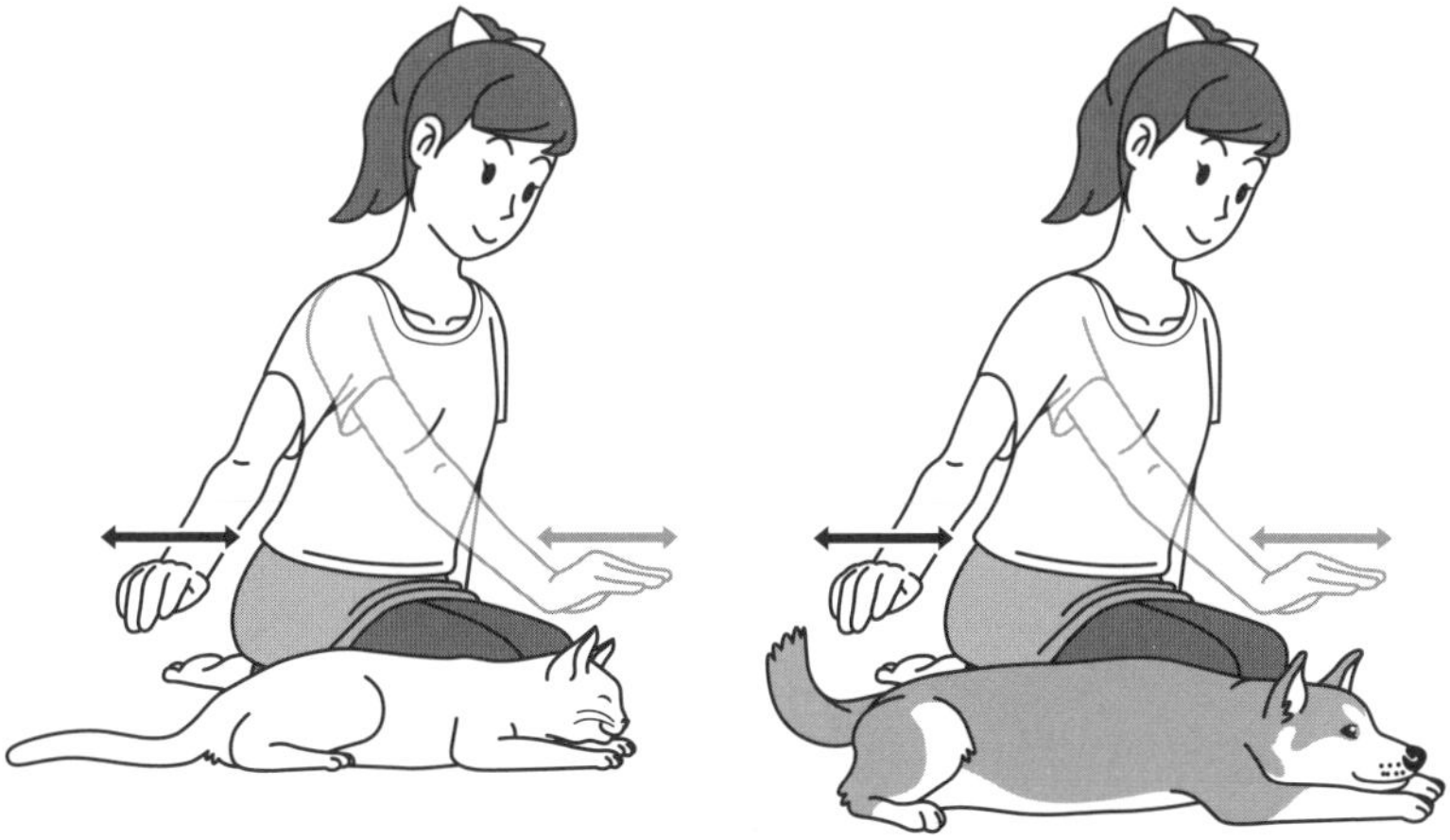

17 犬・猫の腹（内臓）の気療ヒーリング

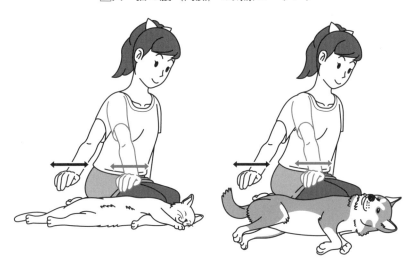

第5章　オンライン気療講座

1　オンライン気療講座開設の理由

Q　オンライン気療講座を開設されたきっかけはなんですか。

A　新型コロナウイルスのパンデミック（世界的流行）がきっかけです。緊急事態宣言の発出により、みんな外出しないよう自粛生活を強いられました。

Q　塾生さんはどうしましたか？

A　当然、私が主宰する気療塾学院は休校になりました。したがって人は集まらなくなりました。どうしたらよいか考えました。

そんな中で国がリモートワーク推進の政策を打ち出しました。つまりオンラインでの仕事を推進しました。「オンライン会議」「オンライン飲み会」などを見たり聞いたりするようになりました。

Q　それがきっかけとなったのですか？

A　その通りです。まず、オンラインで気療理論の講義ができると考えました。問題なのは、気療ハンドによる気療エクササイズができるのか、ということでした。

そこでノートパソコンとスマートフォン（スマホ）を使い、部屋を隔てて「1対1」で気療ハンドで基本的な気療エクササイズができるかどうか、実験しました。

Q　どうなりましたか。

A　それがなんと、オンラインでも、対面での気療エクササイズと同様のことができたのです。気療ハンドには、いろいろなエネルギーを感ずる「感知判別」能力がありますから、オンラインでも対面と同様に手応感覚がありました。

Q　それは新発見ですね。

A　そう、新発見です。この発見により、気療ハンドでいろいろな型の気療エクササイズをしました。塾生はいませんから数人で、気療教室でできるかぎり数多くの実験を続けました。それから、オンライン気療エクササイズに協力してくれる人を募集しました。そうしたら、スタッフの協力のもと、20名ほどの協力者が、名乗りを上げてくれました。

Q　その結果どうなりましたか?

A　たくさんの実験をして、オンライン気療講座を開設できるという確信を得ました。その結果、オンライン気療講座の開設をしました。本格的に始めてから2年になります。

2　気療ハンドが、「電磁気」の一般的な概念（考え）を修正

Q　気療ハンドが電磁気の一般的な概念（考え）を修正する、とはどういうことですか?

A　私も電磁気はよくないというイメージを前から漠然と抱いてきました。しかし拙書『気療講座2「気療現象の原理」の発見』を書いたことによって、私たちの体も「電磁気力」が基礎になっているこ

とを改めて確認しました。

「生体電磁気」と「機械電磁気」でどうなるのか、私は心配でした。しかしそれは、杞憂《きゆう》にすぎないことがわかりました。

Q　どういうことですか？

A　生体電磁気と機械電磁気の融合エネルギーになるということです。つまりパソコン、ノートパソコン、タブレット、スマホなどの通信機器が、気療ハンドによる気療生命エネルギーの瞬間伝達交流の「媒体装置」および「増幅装置」になるということがわかったのです。

Q　通信機器が気療生命エネルギーの媒体装置・増幅装置であることは、どのようにしてわかるのですか？

A　気療ハンドには「感知判別能力」があることは説明しましたね。**手応感覚として、対面気療エクササイズよりも、通信機器を通した方が数倍ほど強く感ずるのです。**この「数倍感覚」は参加者のほとんどが、異口同音に言うのです。

Q　どうしてですか。

A　私にもわかりませんが、脳幹の感覚世界において物理法則・自然法則が働いているのではないかと思います。

体に支障がないかが心配でしたが、これも杞憂にすぎませんでした。その証拠・証明として、オンライン気療エクササイズの最中に犬や猫などのペットが、パソコンなどの周辺に集まってきて気持ちよく眠るのです（「気療睡眠」と呼んでいます。左ページの写真を参照）。同様に人間もすごく眠くなりま

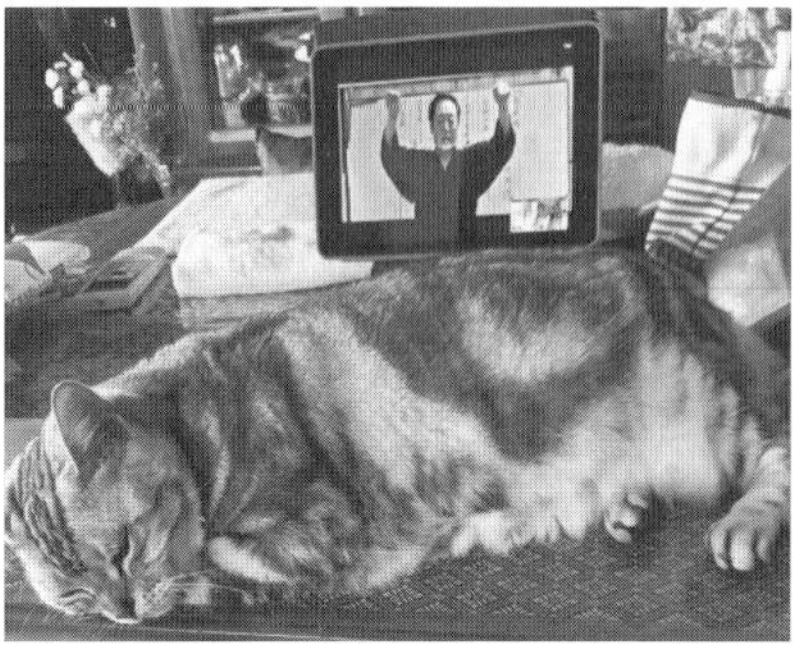
モニター越しにオンライン気療エクササイズを受ける猫

す。

体に支障をきたすどころか、病気などの症状が改善したという報告もあります。

Q　それはすごい新発見ですね。

A　対面気療エクササイズでも発見はたくさんありますが、オンライン気療エクササイズでの発見を次項で紹介しましょう。

Q　だから機械電磁気は悪くないと考えるようになったのですね？

A　そうです。強すぎる「電磁気」は体に支障をきたしますが、普通の「電磁気」であれば心配ないです。むしろ通信機器を活用すれば、病気やケガ・傷などの症状が改善されるかもしれません。

考えてもみてください。私たちの生活環境は電磁気の中にあります。通信機器もさることながら、森や林などの樹木も電磁気を発しながら生きています。植物も生物ですから、生体電磁気で生きています。

Q　なるほど。わかりました。

３　気療ハンドによる「オンライン気療エクササイズ」での新発見

では、次の表３「気療ハンドの『オンライン気療エクササイズ』での新発見」をご覧ください。

Ｑ　オンライン気療エクササイズでの新発見とは、どういうことですか？

Ａ　気療塾学院の気療教室を開設した頃は、気療エクササイズの型も少なく、気療現象もあまりありませんでした。ただ5本の指をそろえた「くの字」で、気療生命エネルギーの瞬間伝達交流をしていました。手応感覚を楽しみながら、「感ずるがまま」「あるがまま」の気療エクササイズをしていたわけです。

Ｑ　それでどうなっていったのですか？

Ａ　くの字の手のひらである「気療ハンド・太古の手のひら」で気療エクササイズを重ねていくうちに、いろいろな気療エクササイズとさまざまな気療現象が起こってきました。その結果、いろいろな型の名前と、さまざまな気療現象の名前をつけることができました。

Ｑ　でも名前だけではわかりませんね。

Ａ　その通りです。気療エクササイズでは「脳幹指令」により、本人の意思とは関係なく勝手に「筋肉硬直現象」を起こしたり、手足や体が動いたりします。体験と体感をしないかぎり、大脳で考えるだけでは理解は不可能です。

表3　気療ハンドの「オンライン気療エクササイズ」での新発見

①気療ハンドの「オンライン気療エクササイズ」でも、気療ハンドの対面気療エクササイズと、同様の体内・体外気療現象が起こることを新発見

②気療ハンドの「**オンライン手応感覚**」は、対面の気療ハンドの手応感覚と同様に感ずることを新発見

③通信機器（**パソコン・ノートパソコン・タブレット・スマートフォン**）は、気療ハンドによる気療生命エネルギーの瞬間伝達交流の「**媒体装置**」および「**増幅装置**」になることを新発見

④そして、通信機器が、気療生命エネルギーを数倍強くすること（物理法則）を、「脳幹の手応感覚」として新発見

⑤通信機器の「**電磁気**」は、体に支障がないことを新発見
（私たちの体も電磁気を発している）

⑥通信機器により増幅された強い「**気療生命エネルギー**」が強い癒しの「**気療睡眠**」を起こすことを新発見

⑦気療ハンドの「オンライン気療エクササイズ」は、ペット（犬や猫など）に、「癒しの気療効果」があることを新発見

⑧そして、人間にも癒しの気療効果があることを新発見

⑨気療ハンドの「オンライン気療エクササイズ」により、「**自他治癒力**」を身につけることができることを新発見

Q　体感・体験しないと理解は難しいのですか?

A　そうです。現在は「気療ハンド」または「太古の手のひら」といいますが、対面気療エクササイズにより起こるさまざまな体内・体外の気療現象は「発見」と呼んだ方がわかりやすいと思います。

Q　確かに、気療ハンドによる「オンライン気療エクササイズ」で起こる体内・体外の気療現象を「新発見」としてとらえると、より理解しやすいかもしれませんね。

A　その通りです。「表3」を再度ご覧ください。体内・体外の気療現象の主な新発見を列挙しました。

これらの新発見の気療現象が、なぜ起こるのか。第2部の「理論編」を読んでいただければ、気療のことをより深く理解していただけるのではないかと思います。

4　気療ハンドによる「オンライン気療エクササイズ」等の「気療現象の本質」

では、表4「気療ハンドによる気療現象の『本質的項目』」をご覧ください。

Q　「気療現象の本質」とは、どういう意味ですか?

A　「気療現象の本質」とは、気療ハンドによって起こるさまざまな体内・体外の気療現象の背景・背後にある本質を追究することです。つまり、気療ハンドによって起こるさまざまな気療現象が、なぜ「起こるのか」を追究し、その根拠を明らかにすることです。

気療現象の「本質的項目」とは、簡単にいいますと、気療現象の本質をより明白にするための項目で

表４　気療ハンドによる気療現象の「本質的項目」

「対面気療エクササイズ・他者気療ヒーリング・自己気療ヒーリング」と「オンライン気療エクササイズ・他者気療ヒーリング」
①気療ハンドが、気療の「**すべての始まり**」
②気療ハンドによる気療現象は、「**物理法則・自然法則**」
③気療ハンドは、「**存在そのもの・万人共有**」
④気療は、思想性が皆無、物理機能・生理機能に徹する
⑤気療は、脳幹を主体とする気療理論「**気療現象学**」
⑥気療生命エネルギーは、脳幹を主体とする癒しの生命エネルギー
⑦気療ハンドでお互いの気療生命エネルギーを瞬間伝達交流する
⑧そして、気療生命エネルギーの瞬間伝達交流により、脳幹を刺激（ショック）して、強い「**脳幹**」にする
⑨気療ハンドにすることにより、スイッチオンとなり、脳幹に強い「**脳幹電流**」が発生し、強い電流「**気療電流**」が全身に流れる
⑩「オンライン気療エクササイズ・他者気療ヒーリング」も「**物理法則・自然法則**」
⑪「オンライン気療エクササイズ・他者気療ヒーリング」には、一般常識や想像を超える新しい世界がある
⑫「オンライン気療エクササイズ・他者気療ヒーリング」において、**通信機器**「**パソコン・ノートパソコン・タブレット・スマートフォン**」は、気療生命エネルギーの「**瞬間伝達交流**」の「**媒体装置・増幅装置**」の役割を果たす性質がある（脳幹の感覚世界）
⑬そして、気療生命エネルギーを数倍強くする（脳幹の感覚世界）
⑭気療エクササイズ・気療ヒーリングは、体内の超ミクロの「**体内療法**」
⑮気療エクササイズ・気療ヒーリングは、「**自他治癒力**」が身につく

す。それらを列挙しました。

Q　これを見ると、本質を追究することがいかに難しいかわかりますね。

A　本当ですね。前半の気療人生は、現象論でしたが、後半の気療人生は本質を追究する「気療現象学」へと転じました。なぜか気療現象論だけでは、気療人生がものたりなかったのです。

Q　そうですか。気療現象学へ転じての感想はいかがですか？

A　気療現象を表す言葉も気療用語もなかったので、ゼロからの出発でした。

漠然とした、つかみどころのない「気の世界」ですからね。ましてや気療ハンドにより「オンライン気療エクササイズ」ができることも、対面気療エクササイズができることも、想像も予想もしていませんでした。

Q　気療ハンドによる「オンライン気療エクササイズ」については、どう思いますか？

A　「物理法則・自然法則」があるとしかいいようがありません。もっとも対面気療ヒーリングや対面気療エクササイズなど自体が、「物理法則・自然法則」ですから。

Q　なるほど。だから通信機器「パソコン・ノートパソコン・タブレット・スマホ」が気療ハンドによる気療生命エネルギーの瞬間伝達交流の「媒体装置・増幅装置」になるわけですね。

A　その通りです。気療ハンドによる気療現象の「本質的項目」については、第２部の「理論編」を読んでいただければ、「気療現象の本質」をより深く理解していただけると思います。

5　オンライン気療エクササイズは、第2の「脳幹ショック」

Q　オンライン気療エクササイズは第2の「脳幹ショック」とはどういうことですか？

A　これは私自身の体験です。気療に目覚めるきっかけとなった35年前の真夜中の熟睡時間帯に起きた脳幹ショック（電撃ショック）のことです。この脳幹ショックについては、第2部の「理論編」の第11章「テレビ出演のきっかけと撮影の裏話――過去に起こった気療現象を『気療解説』する」で詳しく説明します。

この脳幹ショックは体内で起きた気療現象です。そして気療ハンドによるオンライン気療エクササイズは、体外からの脳幹ショックです。このことを第2の「脳幹ショック」と呼ぶことにしたわけです。

Q　なるほど。それで第2の「脳幹ショック」により、体にどんなことが起きたのですか？

A　簡単にいえば、強い脳幹になったせいか、活力が湧き、若返ったような気がします。精神的・肉体的に若さを取り戻したような感覚があります。

体調も良好です。体調については第2部の「理論編」の第11章、第1の脳幹ショック（電撃ショック）のところでお話をします。

Q　では他になにかあるのですか？

A　気療の普及に対しての意欲がまだ衰えていないことです。特に自分でも驚いているのが、まさに本書を書いていることです。現在私の年齢は78歳です。それに私は作家でもないし、小説家でもありません。それなのに、78歳になっても、自分で書いているのです。

自分でもなぜ書けるのか不思議です。新しい気療用語が勝手にひらめいたりするのです。

Q　これも気療のおかげですね。

A　そうですね。私もまだまだ気療から「お役御免」になりそうにありません。人生１００年時代、健康寿命を延ばしながら生きていきましょう。気療は「存在そのもの」であり、「万人共有」だから、誰でも、いつでも気療ハンドを活用してください。

第2部　理論編

気療はなぜ人間や動物を癒すのか。
気療の奥義を解説する

第１章　気療を「遺言」にする理由

1　気療とは何か

私は、現在78歳です。44歳で気療に目覚めて以来35年になります。そして、プロフェッショナル（職業人）になってから31年です。

その間、気療の普及に尽力してきました。現在も続けていますが、一般の人に理解をしていただくのは、なかなか難しいのが現状です。

それはなぜでしょうか？　それを考える前に知っておいてほしいことがあります。それは、私たちの左右の「手のひら」には病気やケガ・傷などの症状を癒し、改善させる能力があるということです。

つまり、私たちが日常自由に使っている「両手のひら」です。気療ハンドにしていないときの両手のひらをフリーハンド（自由に動かす手）といいます。

このフリーハンドの５本の指をそろえて「くの字」にして、指の間に隙間《すきま》がないようにします。それから５本の指を軽くギュッとくっつけます。そうすると脳幹指令により、「くの字」の手のひらに筋肉の硬直現象が起きます。これが気療ハンドである「太古の手のひら」です。

フリーハンドから、この気療ハンドにすることにより、病気やケガ・傷などの症状を癒し、改善する能力をもつようになります。この気療ハンドが気療の世界の入り口です。また、人体の超・超・超ミクロの世界への入り口となります。

では、人の理解を得ることが、なかなか難しい気療ハンドについて分析してみましょう。気療ハンドエネルギーにより、「体内」および「体外」に起こるさまざまな気療現象の理解を困難にしている最大の理由は、人類の大脳の思考活動の発達です。

大脳の発達は、４次元の思考活動を高めてきました。１次元は「線」、２次元は「平面」、３次元は「立体」を意味することは皆さんもご存じでしょう。この３次元は、物体的概念、つまり目に見える物体が対象となります。

ちなみに空気は目には見えない物体（気体）です。そして３次元は「距離」も意味します。時間は１次元ですから、私たちは３次元「物体と距離」に時間「１次元」を加えた４次元の世界で日常の生活を送っています。ですから私たちの周囲で起こる目には見えない生理現象や物理現象を理解することは非常に難しいのだと思います。

例えば、**テレビ局のロケ現場では、私が右の「素手一本」すなわち「気療ハンド」を左右に「手振り」するだけで、動物たちが気持ちよく倒れ込んで「気療睡眠」に入ります。**

例を挙げますと、ケニアのバッファロー２００頭、アメリカのバイソン２００頭、スペインの羊３００頭などはゴロン、ゴロンと気持ちよく倒れ込んで気療睡眠に入りました。これらの気療現象を説明することは、「４次元思考」では不可能だと思います。

ちなみに気療ハンドエネルギーで、なぜ「気療睡眠」に入ることができたのですか、という質問を受けたことは一度もありません。皆無でした。

4次元思考では質問もできないのです。つまり否定も肯定もできない現象なのです。

後の章で説明しますが、気療ハンドエネルギーによる気療現象は「超・超・超ミクロ」の物理現象・生理現象の世界です。この「超・超・超ミクロ」とは、素粒子に基づく「原子核・原子」のことを意味します。

この素粒子に基づく「原子核・原子」の世界を気療用語として、理解しやすいように「0次元《ゼロ》・零次元《れい》」と呼ぶことにします。

「0次元・零次元」には、物体・時間の概念はありません。ということは、気療の世界の次元では、動物や植物、私たちの体などの生物は「0次元」から生まれ「0次元」の中で生活しているということです。

気療ハンドエネルギーによって起こるさまざまな「体内・体外」の気療現象は、「0次元」の世界です。結論として言えるのは、気療現象を理解することは、「4次元思考」の世界では不可能だということです。

このことが気療現象を理解不能にする最大の原因です。では、気療現象を理解不能にしている具体的・代表的な原因について考えてみましょう。

◎病気やケガ・傷など症状を改善する気の「言葉・熟語」がない

「気」という字を用いて、目に見えない現象を表す「熟語」はたくさんあります。例えば、病気、元気、気持ち、空気などです。気の「熟語」は、あらゆる分野で目には見えない「こと」を表すのに使われています。私たちは意識しないで、まさに「何気なく」気の「熟語」を使用しているのです。

ところが、日本古来から、気で病気やケガ・傷などの症状を癒すときの「言葉・熟語」がまったくないのです。「言葉・熟語」がなく、世界中で言葉の伝達や会話がまったくないということは、「手のひら」の手振りと静止により病気やケガ・傷などの症状が改善したとしても、言葉の伝達や会話をすることもできないわけです。

このことが、古来から「摩訶不思議」「超能力」「特殊能力」「特別能力」といった類《たぐい》の言葉でしか認識できないまま、現在まで至っているのです。しかも誰もがもっている能力なのに、です。

そこで私は気療ハンドエネルギーによるさまざまな気療現象、すなわち「物理現象・生理現象」を直視しながら、「言葉・熟語」を「気療用語」として作り、言語化しました。その結果、学問的に「気療現象学」として位置づけられ、癒しの「人体地動説」として気療理論を確立することができました。

◎気療ハンドエネルギーによる体内・体外の気療現象に対する「偏見」

気療にかぎらず、目に見えない現象や世界に関しては、言葉がないだけではなく、古来から恐れを抱く対象としてきたように思います。このことが長い歴史の中で無意識・有意識の「偏見」を生んできたのだと思います。

誰もが「気の力」をもっているにもかかわらず、摩訶不思議・超能力・特殊能力・特別能力といった「偏見」の目で見ることしかできなかった（できない）のでしょう。

実は、私も気療に目覚めなければ、「偏見」の目でしかこの現象を見ることはできなかったでしょう。

それに、「気療現象学」としての癒しの「人体地動説」という気療理論も生まれなかったと思います。

２　癒しの「人体地動説」――未知なる「癒しの仕組み」

次の表５「人体の３機能（天動説・地動説）」をご覧ください。

まず人体を「知能機能」「生理機能」「物理機能」と３つの「機能」に区分してみます。フリーハンドを基礎にして、現在の「癒しの仕組み」を「天動説」と位置づけます。そして気療ハンドを基礎にして、未知なる「癒しの仕組み」を地動説と位置づけます。

ポーランドの天文学者であったコペルニクスは16世紀に、天体観測に基づき地動説を説きました。しかし、その説はカトリック教会から異端として否定されました。その後、地動説はさまざまな観測で証明されたことは皆さんもご存じの通りです。

人類の宇宙観や世界観を一変させたコペルニクスの発見から言葉を採用し、一般常識となっている現代療法を「天動説」とし、一方の気療ハンドによる未知なる「癒しの仕組み」を「地動説」と呼ぶことにしました。

以上を踏まえ、天動説と地動説を対比しながら論証項目を設定していくために、「表」にしました。そして生理現象である病気やケガ・傷などの症状と生理機能を表の中段に設定したわけです。

病気やケガ・傷などの症状を癒し、修復するのが「物理機能」の働きです。この「物理機能」の働きを癒しの「人体地動説」の根拠とします。

表5　人体の３機能（天動説・地動説）

項目	人体の3機能		
機能	知能機能	生理機能	物理機能
仕組み	現在の「癒しの仕組み」		未知なる「癒しの仕組み」
説	癒しの「人体天動説」		癒しの「人体地動説」
手	フリーハンド	健康増進 病気の予防	気療ハンド
脳	大脳が主体		脳幹が主体
世界	思考の世界		脳幹の感覚世界
視点	マクロの視点	（医療処置後、静かに治るのを待つ自然治癒力） 病気やケガ・傷などの「生理現象」 積極的に自分を癒し、他者をも癒す自他治癒力	超ミクロの視点
次元	4次元（思考次元）		気療次元（気療現象）
理論	現代医学		気療現象学
療法	体外療法		体内療法
呼吸	体外呼吸		気療呼吸（積極的な細胞呼吸）
神経	自律神経が主体		気療神経が主体
電気	生命電流		気療電流
振動	超微振動		超微振動のマクロ化現象
体内の気療現象・体外の気療現象（癒しの「人体地動説」）		物理機能	核力・核反応・化学反応 体内の気療現象の原理 体外の気療現象の原理
		生理機能	ミトコンドリアの増殖と活性化 癒しの三調整の原理 癒しの心身調整
エネルギー	自然生命エネルギー		気療生命エネルギー
治癒力	自然治癒力		「自他治癒力」
			体内に眠っている健康資源

癒しの「人体地動説」を項目別に列挙します。

項目の機能としては、物理機能と生理機能が、気療理論の基礎です。下段の未知なる「癒しの仕組み」から、体内に眠っている健康資源まで、「物理機能」として論証項目を列挙しました。詳細は拙書『気療講座３　癒しの人体地動説』を参照していただければ幸甚です。

次の表６「『人体の３機能』と『樹木』の関係」をご覧ください。

この表は、表５「人体の３機能（天動説・地動説）」の理論的な部分をイメージ的に理解しやすいよう、樹木に当てはめたものです。樹木の「枝葉」を知能機能（大脳の働き）に、「幹」を生理機能（病気など）に、「根」を物理機能（脳幹が主体の電気の働き）にと、人体の３つの「機能」を「枝葉・幹・根」に当てはめました。

フリーハンドは、大脳（枝葉）が主体の現在の「癒しの仕組み」である天動説です。フリーハンドは病気やケガ・傷などの生理機能（幹）に対し、体外療法（現代医学）で治療して自然治癒力が働くのを待ちます。

これに対して「気療ハンド」は、脳幹（木の根）が主体の未知なる「癒しの仕組み」である癒しの「人体地動説」です。気療ハンドにすると脳幹が活性化して、体内療法が働きだします。

体内療法は幹（生理機能）の病気やケガ・傷などの症状を積極的に癒す「自他治癒力」が高くなります。この「自他治癒力」が、私たちの体内に眠っている「健康資源」です。人体の３つの機能を樹木にたとえることにより、よりよく理解とイメージができてくると思います。

この樹木の表について詳しく知りたい方は拙書『気療講座３　癒しの人体地動説』を参照していただ

表6　「人体の3機能」と「樹木」の関係
（病気やケガ・傷などと病気の予病に限定）

「フリーハンド」
現在の「癒しの仕組み」
癒しの「人体天動説」
大脳が主体
思考の世界
マクロの視点
4次元（思考次元）
現代医学
体外療法
体外呼吸

「知能機能」

「生理機能」

自律神経が主体
生命電流
超微振動
自然生命エネルギー
自然治癒力

「気療ハンド」
未知なる「癒しの仕組み」
癒しの「人体地動説」
「脳幹が主体」
「感覚の世界」
「超ミクロの視点」
「気療次元（気療現象）」
「気療現象学」
「体内療法」
「気療呼吸（積極的な細胞呼吸）」

「物理機能」

「原子核のエネルギー」
・核力（引力・斥力）エネルギー
・核反応エネルギー

「気療神経が主体」
「気療電流」
「超微振動のマクロ化現象」
「核力・核反応・化学反応」
「体内・体外の気療現象の原理」
「ミトコンドリアの増殖と活性化」
「癒しの三調整の原理」
「癒しの心身調整」
「気療生命エネルギー」
「自他治癒力（積極的免疫力）」
「体内に眠っている健康資源」

ければ幸いです。

３　気療に邪気・偏差などはない

気の世界において「気」に携《たずさ》わり、また気に関係する人たちから、異口同音に邪気や偏差などの声を耳にします。施術をした相手から邪気（悪い気）をもらったとか、誤った方法で気を扱ったらかえって悪化した（この現象を偏差といいます）と語る人がいるのです。また人の病気が移るとか、病気をもらったとか、さまざまなことを聞きます。

しかし気療においては邪気・偏差などの現象は、まったく起こっていません。そのような概念や考えは、まったくありません。心身に負担をかけるようなこともありません。

では、気療の場合、このような邪気・偏差などの症状を改善させることのできる「司令塔」はどこにあるのでしょうか。病気やケガ・傷などの症状を癒す「司令塔」は生命を維持し、守る「脳幹」です。この「脳幹」の視床下部《ししょうかぶ》が、自律神経を支配し、交感神経と副交感神経をコントロールしています。交感神経と副交感神経の働きのバランスが崩れると、いろいろな病気の症状が引き起こされるのです。

私たちの脳幹の働きを活性化して邪気・偏差の症状を解消する方法があります。フリーハンドから「気療ハンド」にすると、脳幹の働きが良好になり、自律神経の働きのバランスが良好になります。

そして同時に「太古の脳幹」と気療神経「感覚硬直神経と感知判別神経」が働きだします。つまり、自律神経と気療神経の働きが共同して、邪気・偏差などの症状を解消するのです。要は「脳幹の働き」

にまかせればいいのです。

では、表7「気療ハンドによる『太古の脳幹』まかせの長所」をご覧ください。「気療ハンドによる『太古の脳幹』まかせの長所」は15項目になります。この長所は、気療ハンドを使った気療エクササイズ、対面気療ヒーリング、遠隔気療ヒーリングなどによるさまざまな気療現象から得られたものです。気療に目覚めて以来35年になりますが、体内と体外のさまざまな気療現象を直視することで、発見した長所です。

では、この表を気療の世界観としてとらえ、文章にまとめてみましょう。

気療ハンドの「手振りと静止」で、「感ずるがまま・あるがまま」で行うことです。そうすると、体調不良・ケガ・傷などの症状が癒されることが多いのです。それは脳幹の働きです。大脳の思考による「創意・工夫」も、技術的方法（テクニック）も必要ありません。

また前述したように、気療には気を扱うときに発生するといわれる「邪気や偏差」などはありません。邪気とはなんらかの悪いエネルギーのことです。偏差とはやりすぎによるアンバランスな状態です。

また人の病気が移るとかもらうなどの現象はほとんどありません。そして好転反応やスランプもありません。好転反応とは施術後、よくなるまでの過程で一時的に悪い症状が出ることです。

気療ではこうしたことも起こりません。気療ヒーリングをしても疲れないし、自分が体調不良のときでも病気やケガ・傷などが改善されます。特に気療ヒーリングでよくなった場合、再発することはほとんどありません。それに気療する人には負担がかかりません。

表7　気療ハンドによる「太古の脳幹」まかせの長所

①感ずるがまま・あるがまま
②気療ヒーリングに創意と工夫は不要である
③気療には、邪気や偏差などがない
④気療には、好転反応はない
⑤気療には、スランプがない
⑥気療ヒーリングは疲れない
⑦体調不良でも病気やケガ・傷などがよくなる
⑧気療ヒーリングでよくなると、再発が少ない
⑨気療ヒーリングをする人に、負担がかからない
⑩気療は、信じても信じなくても、気療効果がある
⑪気療は、体調不良などに効果がある
⑫生涯、気療ヒーリングができる
⑬気療生命エネルギーを体得すると、低下しない
⑭「太古の脳幹」は、自他治癒力を高める
⑮気療ヒーリングは、夢の療法

気療を信じても信じなくても、すべての病気の症状にそれなりに気療効果があります（もちろん、医師免許をもっていない人が医療行為を行うことは法律で禁じられています）。さらに気療ヒーリングは生涯死ぬまでできます。

また気療生命エネルギー（気の力）を体得しますと、そのエネルギーは低下したりなくなったりはしません。それに「太古の脳幹」は、自他治癒力を高めると同時に、自他治癒力の源泉でもあります。

この自他治癒力こそが私たちの体内に眠っている「健康資源」です。この自他治癒力の存在をほとんどの人が知らないままでいるのです。

気療ヒーリングは自分を癒し、他者を癒す「夢の療法」です。この「夢の療法」を多くの人に知ってもらいたいと思います。特に気療を理解する人に「夢の療法」を実践してほしいと思います。

第2章　気療と宇宙の仕組み――「電磁気力（電気）」

1　「電磁気力」が「原子・分子」を作る

Q　「気療」が、「宇宙の仕組み」とどのような関係があるのですか?

A　大いにあります。宇宙の仕組みがわからなければ、さまざまな物理的気療現象を説明することができません。このことについては次の表8「17種類の素粒子から物質までの階層構造」をご覧ください。

Q　この「表8」が気療と関係があるのですか?

A　もちろんあります。この表8は「物質を作る素粒子」「力を伝える素粒子」「素粒子から物質までの階層構造」の3つからできています。では、この3つをそれぞれ見てみましょう。

◎**「物質を作る素粒子」と「力を伝える素粒子」**

Q　物質を作る素粒子とはどんなものですか?

A　素粒子は、分子・原子・原子核のもととなる「最小の粒子」です。星や地球、私たち生物などのもととなる「最小の粒子」です。

　質量が重いのが6種類のクォーク（素粒子）で、質量の軽いのが電子を含めた6種類のレプトン（素粒子）です。このクォークとレプトンが宇宙の万物のもとです。

郵便はがき

料金受取人払郵便

新宿局承認

7553

差出有効期間
2024年1月
31日まで
（切手不要）

160-8791

141

東京都新宿区新宿1－10－1

（株）文芸社

愛読者カード係 行

ふりがな お名前		明治 大正 昭和 平成 年生 歳	
ふりがな ご住所	□□□-□□□□	性別 男・女	
お電話 番　号	（書籍ご注文の際に必要です）	ご職業	
E-mail			
ご購読雑誌（複数可）		ご購読新聞 新聞	

最近読んでおもしろかった本や今後、とりあげてほしいテーマをお教えください。

ご自分の研究成果や経験、お考え等を出版してみたいというお気持ちはありますか。

ある　　ない　　内容・テーマ（　　　　　　　　　　　　　　　　）

現在完成した作品をお持ちですか。

ある　　ない　　ジャンル・原稿量（　　　　　　　　　　　　　　　　）

書　名			
お買上 書　店	都道 府県　　　　市区 郡	書店名	書店
		ご購入日	年　月　日

本書をどこでお知りになりましたか?

1.書店店頭　2.知人にすすめられて　3.インターネット(サイト名　　　)

4.DMハガキ　5.広告、記事を見て(新聞、雑誌名　　　)

上の質問に関連して、ご購入の決め手となったのは?

1.タイトル　2.著者　3.内容　4.カバーデザイン　5.帯

その他ご自由にお書きください。

(　　　)

本書についてのご意見、ご感想をお聞かせください。

①内容について

②カバー、タイトル、帯について

弊社Webサイトからもご意見、ご感想をお寄せいただけます。

ご協力ありがとうございました。

※お寄せいただいたご意見、ご感想は新聞広告等で匿名にて使わせていただくことがあります。

※お客様の個人情報は、小社からの連絡のみに使用します。社外に提供することは一切ありません。

■書籍のご注文は、お近くの書店または、ブックサービス(0120-29-9625)、セブンネットショッピング(http://7net.omni7.jp/)にお申し込み下さい。

表8　17種類の素粒子から物質までの階層構造

物質を作る素粒子　　（　）内は発見の年

（質量・重い）スピン½ クォーク	アップクォーク (1969)	ダウンクォーク (1969)
	チャームクォーク (1974)	ストレンジクォーク (1969)
	トップクォーク (1995)	ボトムクォーク (1977)
（質量・軽い）スピン½ レプトン	電子 (1897)	電子ニュートリノ (1956)
	ミューオン (1937)	ミューニュートリノ (1962)
	タウ (1975)	タウニュートリノ (2000)

力を伝える素粒子　　（　）内は発見の年

ボソン	強い力	グルーオン (1979)	クォーク同士をくっつけて、原子の中心を固める
	電磁気力	光子（フォトン）	反発力と寄せ合う力を生み出す（電気や磁気の力を伝える）（斥力）（引力）
	弱い力	ウィークボソン W粒子（1983） Z粒子（1983）	ニュートリノの働きに関与する
	重力	重力子（グラビトン）（未発見）	重力の力を伝える

ボソン		ヒッグス粒子 (2012)	質量を作っている

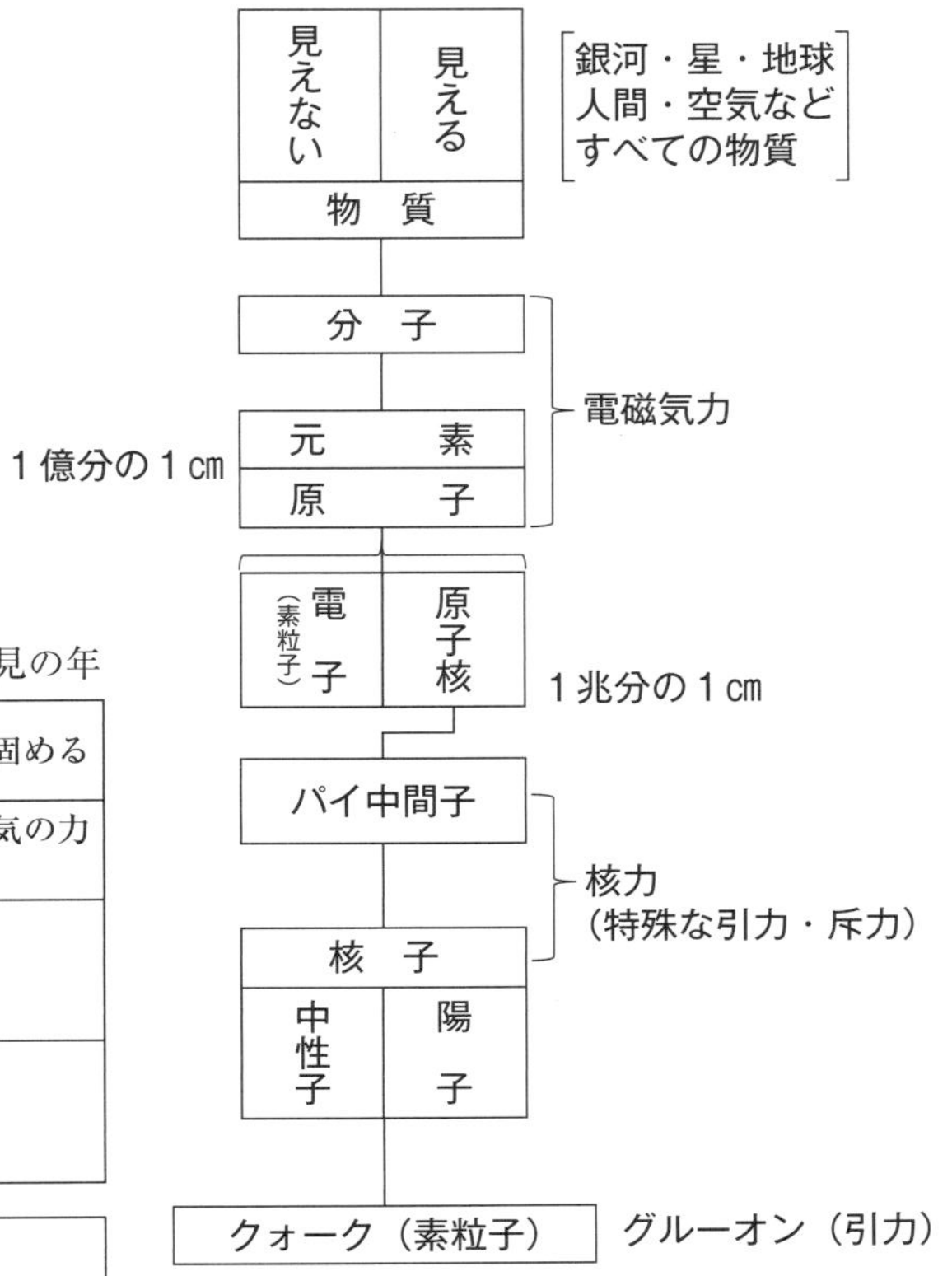

Q　なるほど。では力を伝える素粒子とはなんですか？

A　力を伝える素粒子（ボソン）として、宇宙（原子宇宙）を作る「4つの力」になります。「4つの力」とは、クォーク同士をくっつけて原子の中心を固める「グルーオン」と、「反発力」と「寄せ合う力」を生み出す「電磁気力」、それに電磁気相互作用の「弱い力」、重力の力を伝える「重力子（未発見）」です。その中で、気療現象と密接な関係のあるのが、電気（電磁気力）です。

Q　なるほど。気療理論にとって電磁気力が重要な役割（主役）を果たすのですね。では「素粒子から物質までの階層構造」について説明していただけますか？

A　クォーク（素粒子）が、力を伝えるグルーオンによってくっつき、「陽子と中性子」になります。そして「パイ中間子」の核力によって原子核が作られます。

原子核に電子（素粒子）を加えることによって、「原子（元素）」が作られます。原子が集まって分子が作られます。

原子は1億分の1㎝の超・超・超ミクロの世界です。この分子と原子を作るのが、電気（電磁気力）の「力」です。銀河や星、地球など星屑《ほしくず》、そして宇宙のチリやガスなどが、電気（電磁気力）の働きでできているのです。

人間など生物も電気の働きでできています。ただ分子や原子（元素）に「生命物質」が加わっているだけです。

Q　なるほど。宇宙（原子宇宙）のすべての物質（見えるもの・見えないもの）が、電気（電気的性質）を帯びているということですね。

Ａ　その通りです。目には見えない空気（気体）や、人体（私たちの体）および動物・植物、微生物などすべての物質が電気の働きでできているということです。

極端にいえば電気だらけということです。私たちの日常生活に欠かすことのできないスマホやタッチパネルなどは、私たちの体の静電気を利用しています。

Ｑ　なるほどよくわかりました。でも気療との関係がよくわかりません。

Ａ　気療と電気（電磁気力）の関係は後の章で詳しく説明していきます。なお参考にいいますが、電気があるところに磁気があり、磁気のあるところに電気があるということで、これからは電磁気力を「電気」または「電流」と呼ぶことにします。

Ｑ　わかりました。

◎宇宙における人間の存在

Ｑ　宇宙における人間の存在とはどういうことですか？

Ａ　まず、18「ウロボロスのヘビ（素粒子と宇宙の関係）」をご覧ください。

この「ウロボロスのヘビ」は簡単にいえば、私たちの体は星や地球と同じ素粒子からできていることを表しています。動植物や微生物なども生命物質が加わって生命活動をしているだけで、星や地球などと同じ素粒子からできているということです。つまり、私たちの体は、宇宙エネルギーそのものということができます。

「ウロボロスのヘビ」の尻尾を起点として超・超・超ミクロの素粒子から始まり、段々マクロ化して大

⑱ウロボロスのヘビ（素粒子と宇宙の関係）

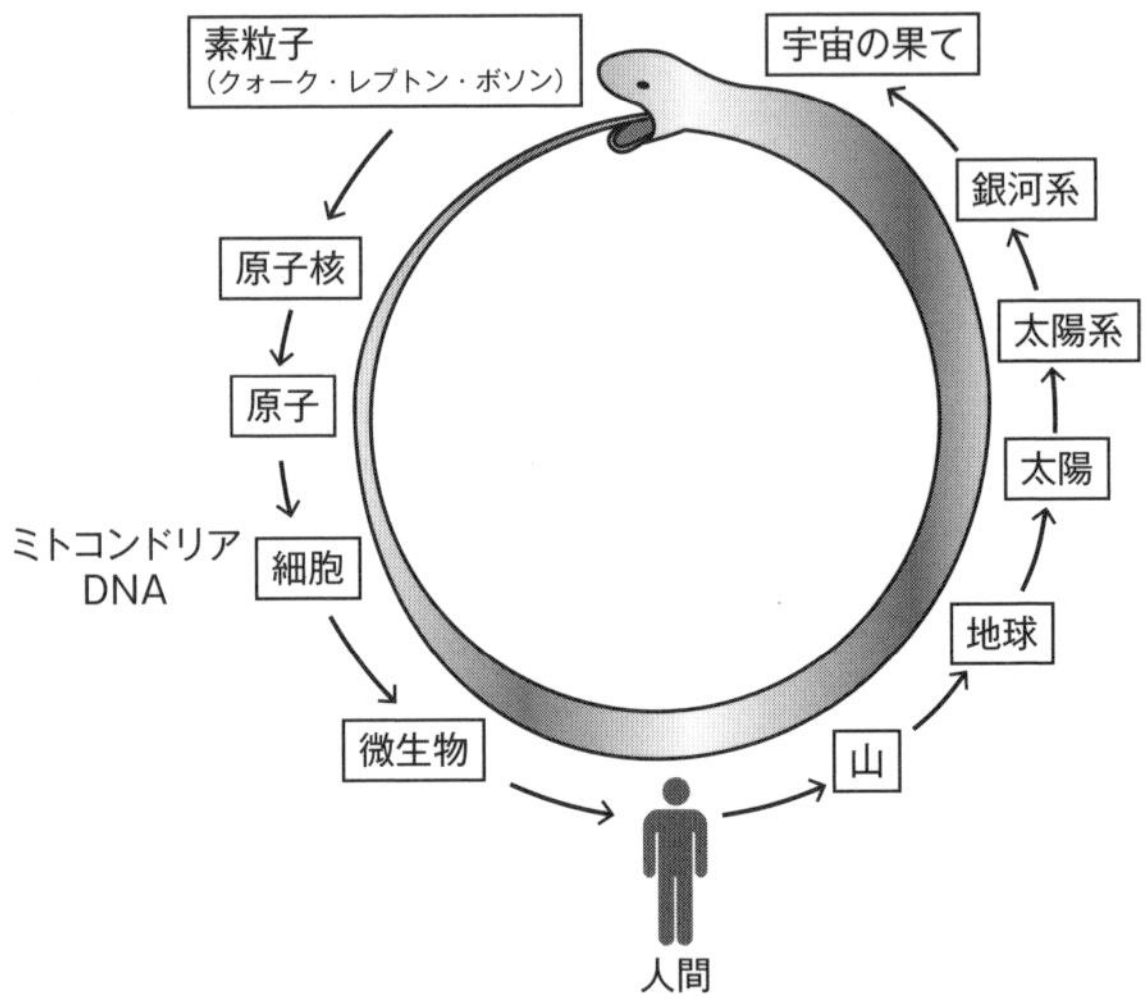

※素粒子から始まって大きく変化していく（上図は村山斉著『宇宙になぜ我々が存在するのか』講談社の図を改変したものです）。

きくなっていきます。原子核、原子（元素）、細胞（ミトコンドリア・ＤＮＡ）、微生物、人間、山、地球、太陽、太陽系、銀河系、宇宙の果てまでになっていきます。

Q　宇宙の果てがヘビの頭で、尻尾の素粒子を飲み込んでいますね。

A　そうです。宇宙は「素粒子空間」で満ちているということですね。

ということは、宇宙は「原子核空間」「原子空間」、そして「電磁気空間」に満ちているということです。この「ウロボロスのヘビ」の図は宇宙の構成を簡単に表しています。私は、この図が大好きです。

ちなみに宇宙はおおむね５％未満の原子と、ダークマター（暗黒物質）22％、ダークエネルギー（暗黒エネルギー）73％で成り立っています。私たちは夜に満天の星空を見ることができますが、宇宙に占める原子の割合はわずか５％未満です。とにかく宇宙は広大無辺なのです。

Q　宇宙は、頭がおかしくなるほど広いのですね。

A　その通りです。宇宙の歴史の中では、人類の歴史などまばたきにしかすぎません。

◎人体や動植物なども電気（電磁気力）の働きで、生きている

私たちは電気（電磁気力）の働きのおかげで快適な生活を送っています。そして私たちの体も電気（電磁気力）の働きで生体電流と神経の働きを得て生命活動をし、生きています。つまり「電気と神経」の働きで生きているわけです。動物たちもしかりです。

では、表９「生体電流と機械電流の対比」をご覧ください。

Q　人体と機械装置の対比とはどういうことですか？

A　日常生活で使用している電子レンジ、洗濯機、パソコン、コピー機などの電流の力の大本《おおもと》を求めていくと、発電所・変電所にたどり着きます。私たちの体の細胞の働きを支えている「電気と神経」の働きの中枢は「脳」です。

脳は脳神経細胞のかたまりです。この脳神経細胞は、大脳・小脳・脳幹の３つから成り立っています。大脳・小脳・脳幹は「電気と神経」で活動しています。

Q　なるほど。大脳・小脳・脳幹は「電気と神経」で連絡し合って、全身（骨格筋・内臓筋など）に電気と神経で指令をしているということですか？

A　その通りです。大脳・小脳・脳幹が傷ついたりダメージを受けたりすると、全身に支障をきたしたり、異常が起きたりします。

私たちの体は電気人間または電磁気人間ということです。後半で述べますが、私たちは電気人間であり、生きている「通信機器」です。

表9　生体電流と機械電流の対比

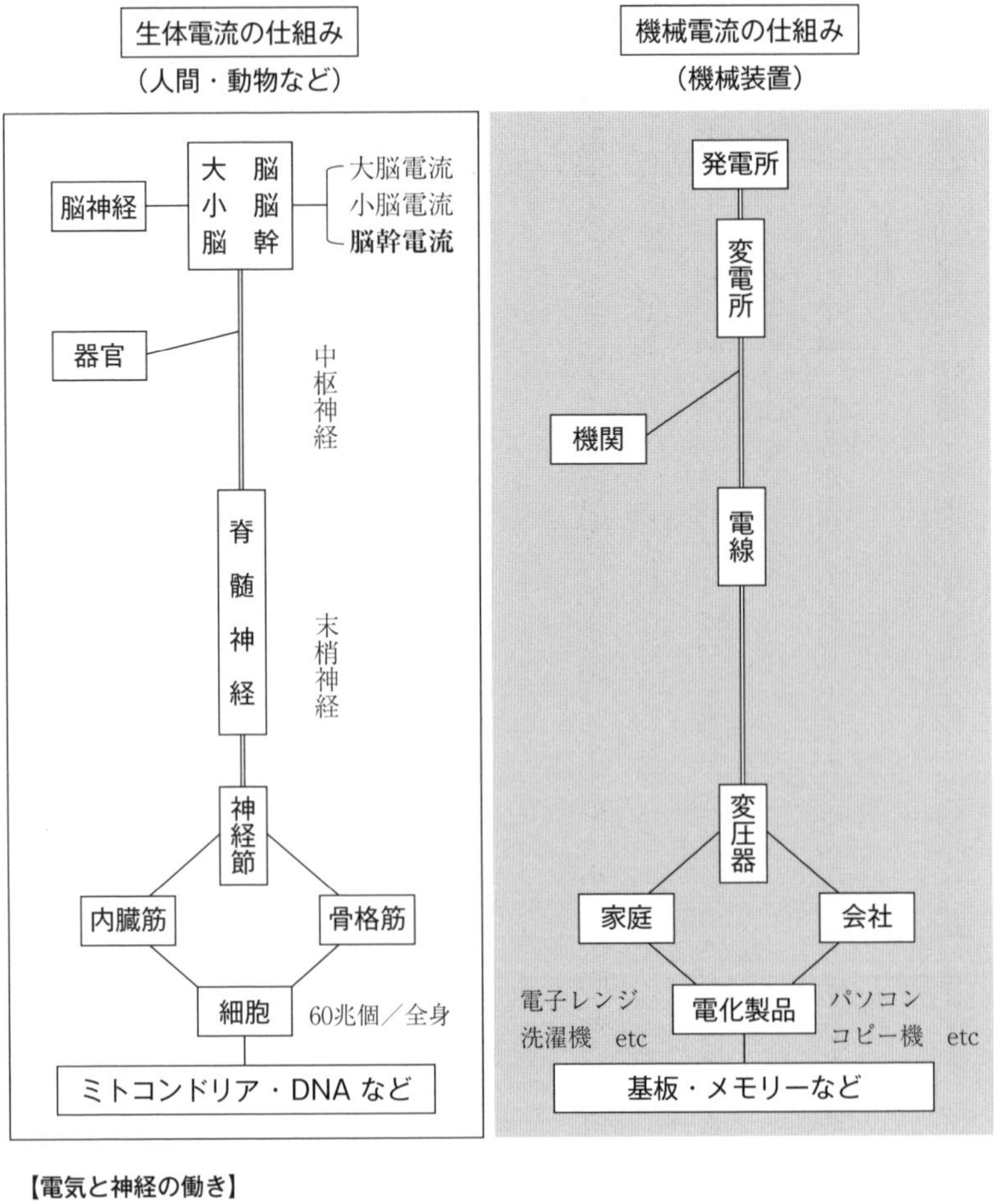

【電気と神経の働き】

※私たちは、「電気と神経」の働きで生きている。

※通常は、生命を維持するための「生命電流」で生きている。

※気療ハンドにすると、「生命電流」から、強い「気療電流」に変わる。
　強い気療電流が全身（体内）に流れると、電子の移動・増減が起きて、原子の組み換え（化学反応）が起きる。同時に原子核（核力と核反応）のエネルギーが強くなる。

第３章　人体の仕組み

１　気療から見た「人体構造」

私たちの体は区分すると、骨格、筋肉、水分、神経に大別されます。骨組みを支える骨格筋・臓器などの内臓筋、血液・リンパ液など体液については、周知のことでしょう。気療から見ると「電気の働き」と「神経の働き」が着目されます。

物理機能としての生体電流（生物電気）には、「生命電流」と「気療電流」があります。生理機能としては、気療神経（感覚硬直神経と感知判別神経）があります。気療理論を展開していくのには、生体電流の働きと、気療神経の働きの２つの働きが不可欠です。

簡単にいうと、気療電流と気療神経の働きが重要だということです。気療電流と気療神経は、同時に作動して共同作業するコラボレーションです。その結果、癒しの効果（気療効果）が生じます。つまり「電気と神経」のセットの働きで、生きているのです。

気療から見た「人体構造」について詳しく知りたい方は『気療講座』の３冊を参照していただければ幸いです。

では、表10「気療から見た人体構造」をご覧ください。

表10　気療から見た人体構造

人体の区分	人体の構造（仕組み）		
骨格	骨組み	体躯の支持	内臓の保護 運動の営み
筋肉	骨格筋	骨格に付着	随意筋
	内臓筋	内臓諸器官	不随意筋
	その他		
水分	体液（組織液）	血液	血球：赤血球
			血球：白血球：顆粒球
			血球：白血球：リンパ球
			血小板
		ホルモン	各種のホルモン
		その他の水分	髄液他
神経	中枢神経	脳髄	大脳
			小脳
			（太古の脳幹）現在の脳幹
		脊髄	神経の交差点
	主な末梢神経	脳神経	迷走神経他
		脊髄神経：自律神経	交感神経
			副交感神経
		脊髄神経：感覚神経	五感覚神経
		脊髄神経：運動神経	運動機能
電磁気力	生体電流	**脳幹電流：気療神経**	**感覚硬直神経**
			感知判別神経
		脳幹電流：気療電流	**生命電流**

Q　表10「気療から見た人体構造」は、何を意味するのですか？
A　人体の区分を見ると、骨格、筋肉、水分、神経、それに「電磁気力」と大別されています。これらの区分は「電磁気力」を除けば一般常識として知られています。
Q　では、電磁気力をこの「表10」に加えることの意味はなんですか？
A　電磁気力すなわち生体電流は物理機能の働きです。骨格、筋肉、水分、神経は生理機能の働きです。
Q　ということは、私たちの体は生理機能の働きだけではなく、物理機能の働き、つまり「電磁気力」である「生体電流」の働きで成り立っているということですか？
A　その通りです。つまり人体は、生理機能と物理機能で成り立っていて、私たちは「生命活動」をしながら生きているということです。
この「表10」は、物理機能（電気・電流）の働きの存在を知ってもらうための表です。後の章で話しますが、「気療ハンド」と強い「脳幹電流」が、気療理論の展開の「キーワード」になります。

2　私たちの体は、素粒子からできている

前項の「人体構造」までで、私たちの体は、素粒子に基づく原子核・原子・分子などによって支えられていることがわかりました。つまり物理機能の働きによる「物理現象」が基礎になっています。

では、次の表11「人体の階層構造（生理機能・物理機能）」をご覧ください。

表11　人体の階層構造（生理機能・物理機能）
（人体から素粒子まで）

<table>
<tr><th colspan="2"></th><th>人体の階層</th><th colspan="5">階　　層　　内　　容</th></tr>
<tr><td rowspan="11">人体の階層構造</td><td rowspan="6">生理機能</td><td>人　　体</td><td colspan="3">全体（個体）――知能機能（大脳）を含む</td><td rowspan="6">生理の「化学反応」</td><td rowspan="11">人体の創発現象</td></tr>
<tr><td>器官系</td><td colspan="3">循環器系、消化器系、神経系、呼吸器系、免疫系、内分泌系、泌尿器系など
骨格筋（上肢・下肢・腰・背中など）
「手のひら」→「気療ハンド」</td></tr>
<tr><td>各器官</td><td colspan="3">心臓、血液、胃、腸、肝臓、膵臓、脳、脊髄、神経、肺、気管、リンパ節、視床下部、下垂体、腎臓、膀胱、子宮・目・耳・鼻・舌・皮膚・骨格筋など</td></tr>
<tr><td>結合組織</td><td colspan="3">骨組織、軟骨組織、密接結合組織、疎性結合組織、脂肪組織、血液など</td></tr>
<tr><td>細　　胞</td><td colspan="3">60兆個の細胞で構成（１つ１つの細胞にミトコンドリア・DNAが格納）
幹細胞、造血幹細胞、血球、神経幹細胞、神経細胞、ナチュラルキラー細胞など</td></tr>
<tr></tr>
<tr><td rowspan="5">物理機能</td><td>分　　子</td><td>（生命物質）
タンパク質、アミノ酸、糖、ホルモン、コレステロール、ビタミンなど</td><td rowspan="5">核反応（原子核と電子の衝突）</td><td rowspan="5">核力（引力と斥力）</td><td rowspan="5">物理の「化学反応」―電子の移動・増減</td></tr>
<tr><td>原　　子
1億分の1cm</td><td>（生命元素）
酸素、炭素、水素、窒素、カルシウム、リン、鉄、亜鉛、鉛、銅など</td></tr>
<tr><td>原子核
1兆分の1cm</td><td>電子とともに原子を作る
生体内での原子核のエネルギー（核力と核反応）</td></tr>
<tr><td>核　　子</td><td>核力の働きにより陽子と中性子で原子核を作る</td></tr>
<tr><td>素粒子</td><td>グルーオンにより素粒子同士がくっついて、核子（陽子と中性子）が作られ、すべての物質のもとになる</td></tr>
</table>

※電子の移動・増減が原子の組み換えを起こす。
・生理・物理の化学反応
・人体の創発現象
※核力（引力と斥力）の働きで、陽子と中性子を結合して原子核を作る。
※核反応（原子核反応）は、電子と原子核などの衝突により、体内での強い気療生命エネルギー（原子核のエネルギー）の発生・発散源となる（仮説）。

Q　人体の階層構造（人体から素粒子まで）というのは初耳です。どういうことですか？

A　私たちは、一般常識では「細胞」レベルまでは知っています。分子・原子から素粒子までは知らないでしょう。また知る必要がなく日常生活を送っていますから、無理もないことです。

Q　では、なぜ物理機能（物理現象）が必要なのですか？

A　「気療理論」または、さまざまな「気療現象」を説明するのには、「素粒子から分子・原子」までの体内の「物理現象」を直視して考察する必要があるからです。当然、体外の気療現象も物理現象として、直視して考察する必要があります。

Q　では、私たちの体を細分化していくと生理機能は細胞まで、さらに細分化すると分子・原子から素粒子までは物理機能ということですね。

A　その通りです。細胞と分子の境《さかい》はわかりにくいので「表11」では境を破線にしました。
人体の仕組みは電気（電磁気力）の働きによる物理機能が基礎になっていることがわかりますね。では次に、マクロの人体からミクロの素粒子を見るのと、逆にミクロの素粒子からマクロの人体を見ていきましょう。

◎超ミクロの物理機能の階層構造

Q　素粒子から分子までの階層構造ですか？

A　そうです。まず素粒子（クォーク）は、グルーオンの力で「陽子」と「中性子」を作ります。この

２つを核子といいます。陽子と中性子によって「原子核」が作られます。「原子核」と「電子」によって「原子」が作られます。いわゆる「元素」が作られるわけです。原子が集まって「分子」が作られます。

ちなみに私たちの体重は、陽子が半分、「中性子」が半分といわれます。それに電子が加わります。これらによって人体ができているとされています。

Ｑ　私たちの体は、「陽子」と「中性子」と「電子」でできているのですか？

Ａ　そのようです。これらは電磁気を帯びているから、私たちは電気人間と言えます。

◎マクロの生理機能の階層構造

Ｑ　細胞から人体（個体）までの階層構造ですか？

Ａ　そうです。私たちの体は、60兆個の細胞からできているといわれています。１個１個の細胞の中にミトコンドリアやＤＮＡなどが格納されています。

細胞から結合組織ができて各器官が作られます。さらに器官系と大きくなります。そしてマクロ化して人体（個体）、すなわち私たちの体となります。

Ｑ　生理機能と物理機能の合作ですね。

Ａ　その通りです。ここで申し上げたいのが、私たちの体は１個の「受精卵」が細胞分裂しながら大きくなり、枝分かれしていろいろな臓器が作られるということです。これが私は不思議でならないのです。

気療現象よりももっと不思議、摩訶不思議でならないのです。これは「サムシンググレート」（人智を超えた偉大なるもの）としか言えませんね。

３　私たちは、生命エネルギーで生きている

私たちの体の生命エネルギーは、超ミクロのエネルギーが集合・集積して大きくなります。まず、表12「人体の超ミクロとマクロの関係（人体の階層構造）」をご覧ください。

◎超ミクロの生命エネルギーが、「集合・集積」してマクロの生命エネルギーへ

Ｑ　私たちの生命エネルギーは超ミクロのエネルギーの集合・集積の結果ですか？

Ａ　その通りです。物理機能の「素粒子に基づく原子核」の超・超・超ミクロのエネルギーが、生命エネルギーの基礎です。ただし、これはあくまでも私の「仮説」です。

この原子核に電子がくっついて原子（元素）になります。これもエネルギーです。原子（元素）が集まって分子になります。これもエネルギーです。

Ｑ　この物理機能の上に生理機能の細胞のエネルギーが関わるわけですか？

Ａ　その通りです。細胞の生命エネルギーが各臓器のエネルギーになります。

各臓器のエネルギーが集まってマクロ化して、大きな人体の生命エネルギーになります。簡単にいいますと、物理機能の原子核のエネルギーと生理機能の細胞エネルギーが融合して、自然生命エネルギー

表12　人体の超ミクロとマクロの関係（人体の階層構造）（超ミクロはマクロを制す）

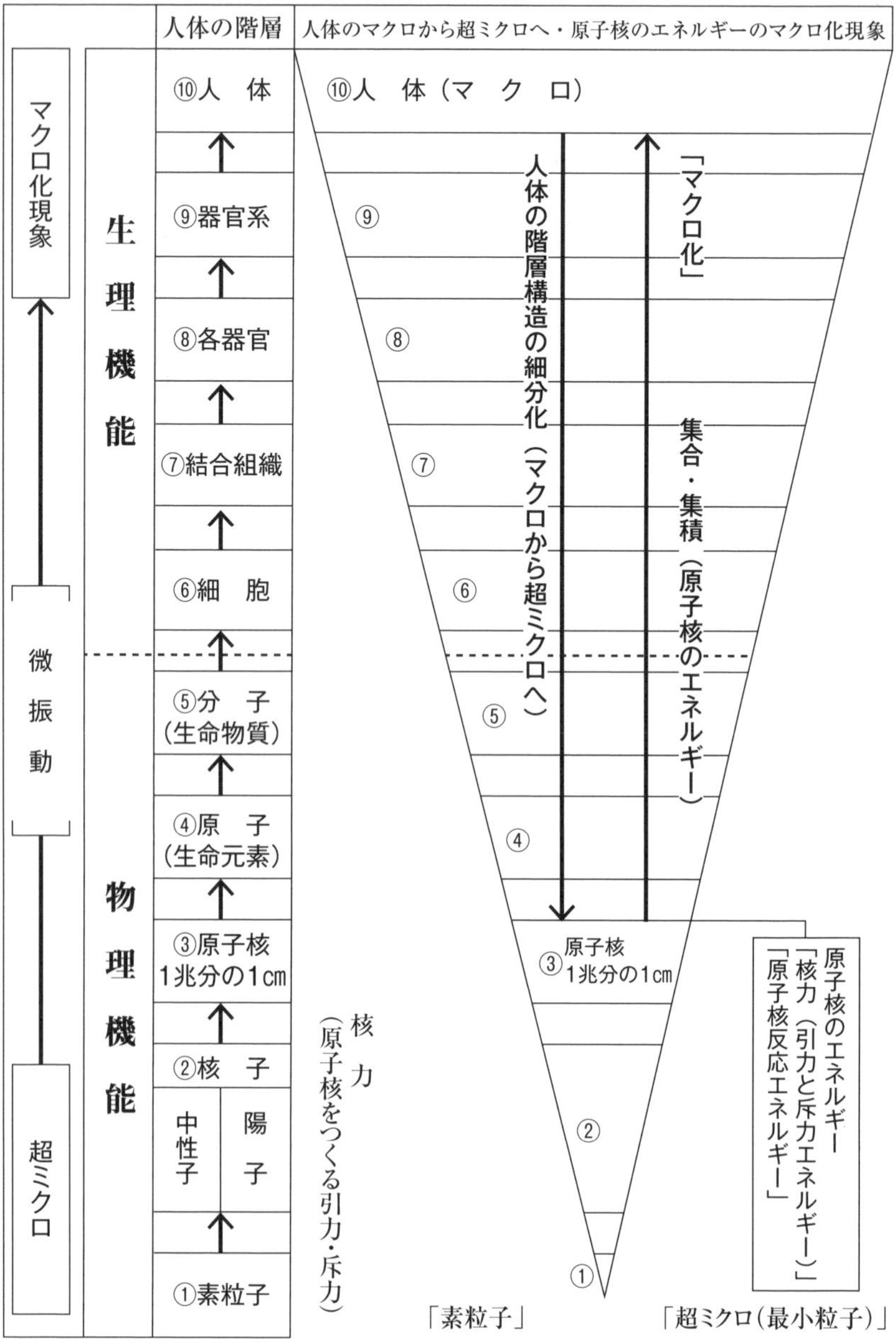

になるわけです。

Ｑ　結局は、私たちの体の自然生命エネルギーのもとは、物理機能の働きだということですか？

Ａ　そうです。もとは宇宙を作っている「電磁気力」の働きですからね。

　つまり、自然生命エネルギーは宇宙エネルギーと同じということです。私たちの体は、宇宙エネルギーそのものと言えます。

第４章　気療ハンドと強い「脳幹電流」の発生

この第４章で扱う「気療ハンド」と強い「脳幹電流」は、気療理論にとって最も重要な「キーワード」です。読者の方はこの２つのキーワードをぜひ記憶・認識してほしいです。「気療ハンド」を発見するには気療に目覚めて25年の年月を要しました。強い「脳幹電流」の発見については35年の年月を要しました。なお、強い「脳幹電流」は、気療をする中でわかった発見です。

強い「脳幹電流」が登場するまでは、「気療ハンド」と「太古の脳幹」が基本的な柱でした。「太古の脳幹」は生理機能として、強い「脳幹電流」は物理機能として、位置づけ、定義づけることができました。

気療ハンドと強い「脳幹電流」により、体内・体外に起こるさまざまな「気療現象」を物理（物理学的）機能として、よりわかりやすく説明することができるようになりました。それまでは、はっきりと説明できない部分がありました。強い「脳幹電流」は、気療理論において「画竜点睛」となりました。

１　気療ハンドは、フリーハンドの中にあることを発見

Ｑ　フリーハンドと気療ハンドの違いはなんですか？

Ａ　フリーハンドは日常なにげなく使っているときの「手のひら」です。つまり、「気療ハンド」にし

ていないときの「手のひら」です。

「気療ハンド」の形は5本の指をそろえた「手のひら」を「くの字」にして作ります。そして、親指を一度人さし指から離し、親指を人さし指にギュッと押しつけます。親指を「押しつけた状態」が、気療ハンドです。

Q　ただそれだけですか?

A　そうです。ただし5本の指をゆるめたり、指の間に隙間《すきま》を作るとフリーハンドと同じになってしまいます。気療ハンド「もどき」になってしまうのです。

Q　気療ハンド「もどき」とはなんですか?

A　形や見た目が気療ハンドに似ていても、気療ハンドとはまったく違うものです。だから「もどき」というのです。

「気療ハンド」にすると、脳幹に強い「脳幹電流」が発生します。強い「脳幹電流」が脳幹内に発生すると気療ハンドと全身に「気療電流」が流れます。強い「気療電流」が体内に流れると気療ハンドと全身（骨格筋・内臓筋など）に「瞬間収縮硬直」が起きます。これが脳幹指令による「筋肉細胞」の「瞬間収縮硬直現象」です。

Q　強い「脳幹電流」と「気療電流」とは、なんですか?

A　気療ハンドと強い「脳幹電流」と「気療電流」については、本書の重要な「キーワード」です。これから詳しく説明していきます。

では次に、表13「気療ハンドの手順」をご覧ください。

表13　気療ハンドの手順

<table>
<tr><td colspan="2" rowspan="3">気療ハンドの準備</td><td>① 手のひらの力を抜いて構える</td><td colspan="3" rowspan="3">フリーハンドから気療ハンドへ</td></tr>
<tr><td>② 5本指をそろえて、手のひらを「くの字」にする</td></tr>
<tr><td>③ 手のひらを「くの字」の状態にして、「人さし指」に「親指」を「強く押しつける」（大脳の抑制機能の緩和）→「脳幹電流」「気療電流」</td></tr>
<tr><td colspan="2">電　流</td><td colspan="4">気療ハンドにより、強い「脳幹電流」が発生。「気療電流・気療神経・自律神経」</td></tr>
<tr><td rowspan="6">気療ハンド</td><td>感覚硬直神経</td><td>④「くの字」の手のひらに「感覚硬直」が始まる（脳幹指令による筋肉硬直）
・「くの字」の手のひらが、そのまま感覚硬直（標準）
・「くの字」の手のひらが、握りこぶしの状態になり感覚硬直
・「くの字」の手のひらの5本指が、変形的になり感覚硬直</td><td rowspan="6">気療電流（電子の移動・衝突）</td><td rowspan="6">生命エネルギーの感知・判別</td><td rowspan="6">気療は自然エネルギーと一体</td></tr>
<tr><td rowspan="4">感知判別神経</td><td>⑤ 感知判別神経が働きだす</td></tr>
<tr><td>⑥ 気療生命エネルギーの交流感覚を感じ始める（熱感・しびれ感・圧迫感・冷感 チクチク・ピリピリ・ジリジリなど）</td></tr>
<tr><td>⑦ 5本の指を含めて、手のひらに硬直感が生まれる</td></tr>
<tr><td>⑧「くの字」の手のひらで、さまざまな生命エネルギーの変化を感知判別することが可能になる</td></tr>
<tr><td></td><td>※気療ハンドにより、強い「脳幹電流」が発生し、強い「気療電流」が体内に流れます。
同時に、「感覚硬直神経」と「感知判別神経」が瞬間的に同時作動します。</td></tr>
</table>

Q　この表はどういう意味があるのですか？

A　気療ハンドの手順については、第1部「実践編」の12ページで具体的に説明しましたので、そちらを参照ください。意味についてはこれから説明します。

2　気療ハンドは、体内の超ミクロの世界への入り口

Q　「気療ハンドが、体内の超ミクロの世界への入り口」とは、どういうことですか？

A　体内の超ミクロの世界は科学技術の発達により、電子顕微鏡などで見ることができます。可視化できるわけです。

すでに説明してきたように現在の「癒しの仕組み」に対して、気療ハンドと強い「脳幹電流」による未知なる「癒しの仕組み」があります。これが癒しの「人体地動説」の根拠です。

Q　ということは、癒しの「人体地動説」の入り口になるのですか？

A　その通りです。では「表13」を再度ご覧ください。気療用語が多くあります。

気療現象の世界にはまったく言葉がありませんでした。言葉がないと、当然他人に説明することはできませんでした。

気療ハンドにしただけで、気療用語で表されるものがこれだけ発生するわけです。これらが体内の超ミクロの世界を表現するのです。

気療ハンドによる強い「脳幹電流」による、すべての体内および体外の「気療現象」を説明していき

ます。

３　脳は「電流と脳神経細胞」の働きで生命活動をしている

私たちの脳は脳神経細胞のかたまりです。この脳神経細胞のかたまりは、大脳・小脳・脳幹の３つに区分されています。

大脳は考える脳、小脳は運動神経の脳、脳幹は生きる脳です。それぞれ全身の神経の中枢です。脳の神経と全身の神経網は、電気（電流）といっしょに同時作動します。

では、次の⑲「脳の構造」をご覧ください。

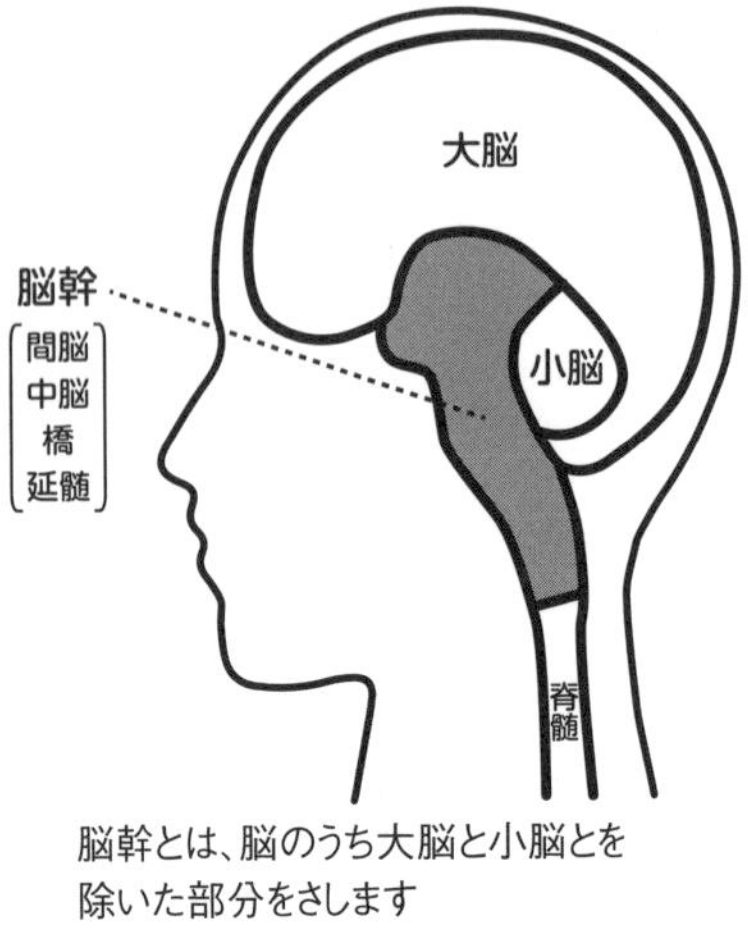

脳幹とは、脳のうち大脳と小脳とを除いた部分をさします

⑲脳の構造

グレーの部分が脳幹です。脳幹は間脳、中脳、橋、延髄から成り立っています。気療はこの「脳幹」が主体です。

この脳幹が自律神経（交感神経・副交感神経）を使って病気やケガ・傷などを癒します。気療ではこの脳幹にもう一つの役割があることを説明していきます。

４　気療ハンドによる、強い「脳幹電流」の発見

気療ハンドにすると、強い「電気回路」がスイッチオンとなり、瞬間に脳幹に直結します。直結した瞬間に強い「電気」が脳幹に流れます。これが強い「脳幹電流」です。

この強い「脳幹電流」が全身の神経網に伝達されます。強い「脳幹電流」の伝達指令を受けた全身の「骨格筋細胞・内臓筋細胞」が「瞬間収縮硬直と弛緩」を起こします。この「瞬間収縮硬直と弛緩」で体内の超ミクロの筋肉細胞が集まり、マクロ化して筋肉の硬直現象となります。

Ｑ　気療ハンドと強い「脳幹電流」の働きは、素晴らしいですね。

Ａ　そうですね。一般にいわれている筋肉（手足などの骨格筋）や心臓や胃・肝臓などのすべての臓器に「瞬間収縮硬直現象」が起こるわけです。

Ｑ　では、全身のすべての筋肉細胞がマクロ化して、「瞬間収縮硬直現象」が起こるということですか？

Ａ　まさにそうです。この筋肉の「瞬間収縮硬直現象」が、病気やケガ・傷などの症状を癒す「気療生命エネルギー」と「自他治癒力」のもとになります。筋肉細胞の「瞬間収縮硬直現象」は、次に起こる「弛緩」を意味しています。

筋肉の硬直現象というと悪いイメージがあるかもしれません。そしてストレスや病気などは、大脳指

令による筋肉硬直現象です。血液循環が悪くなるのです。

Ｑ　では、気療から見る筋肉の「硬直現象」はどうなのですか？

Ａ　気療から見ると、「脳幹指令」による筋肉細胞の「瞬間収縮硬直と弛緩」です。これは、ストレスや病気などにより硬くなった筋肉を細胞レベルでほぐし、血流循環を良好にします。つまり悪循環を強引に良好な循環に変える力があるということです。

Ｑ　こんなに素晴らしい強い「脳幹電流」の存在に、人類は気づかなかったのですか？

Ａ　一般的な五感の神経（五感覚神経）ではまったく感じないのです。だから誰にも発見できなかったのでしょう。

なぜ強い「脳幹電流」を発見できたのかについては、次の項で説明します。

５　２つの気療現象が強い「脳幹電流」を発見

◎気療ハンドの「くの字」の手が、筋肉硬直現象を起こす

Ｑ　気療ハンドの手の「筋肉硬直」が、強い「脳幹電流」の発見につながったのですか？

Ａ　そうですね。「くの字」の手の親指と人さし指がくっついています。この親指と人さし指を他の人が引き離そうとしても離れません。半端な力では離れません。

あなたの気療ハンドの親指と人さし指を思い切り引き離してみますね。どうですか。ビクともしないでしょう？

Ｑ　これはどういうことですか？　私は気療ハンドの手にまったく力を入れていませんよ。

Ａ　力を入れていないのに、親指と人さし指が離れない。これこそが、「脳幹電流」が発生したということです。

Ｑ　これが強い「脳幹電流」の発見ですか？

Ａ　そうです。気療ハンドにするとスイッチオンとなり、強い「脳幹電流」が脳幹内に発生します。その瞬間、神経を伝わって強い電流（気療電流）が、腕を通して５本の指まで流れるのです。

強い電気の流れは筋肉細胞に瞬間収縮硬直を起こします。そしてそれが全身の筋肉細胞にまで及ぶのです。この気療ハンドの筋肉細胞の瞬間収縮硬直が、マクロ化して脳幹指令による筋肉硬直となります。

この筋肉硬直は五感の神経では感ずることはできません。五感の感覚神経（知覚神経）は、視覚・聴覚・嗅覚・味覚・触覚の５つの感覚神経です。

Ｑ　他人による気療ハンドのチェックをしているときに、強い「脳幹電流」と「気療電流」を発見されたわけですね。

Ａ　そうです。

◎手足や体が動く気療現象が、強い「脳幹電流」の発見となる

Ｑ　手足や体が動くのは、強い「脳幹電流」と関係があるのですか？

Ａ　そうですね。気療エクササイズや気療ヒーリングにおいて、手足や体が動く気療現象は、本人の意思と関係なく起こります。この動きは明らかに強い「脳幹電流」と強い「気療電流」により発生しています。つまり脳幹指令により、生理機能（生理現象）としての筋肉の硬直現象が起きているのです。

Q　自分の意思ではなく手足や体が動くのは、脳幹指令ですか？

A　その通りです。極端な事例を挙げると、長年腎臓を患った女性ですが、気療エクササイズで正座して気療ハンドにして気療生命エネルギーの瞬間伝達交流が始まった瞬間に、正座したまま全身が筋肉硬直しました。

それまでの言葉では説明がつかない気療現象です。これこそが強い「脳幹電流」と「気療電流」による物理機能（物理現象）としての筋肉の硬直現象です。もっとも体内では、超ミクロの筋肉細胞が激しく「瞬間収縮硬直と弛緩」をしています。超ミクロの微振動が起きているのでしょう。

ちなみに、赤ちゃんが目を覚ますと、絶え間なく足を動かします。これも脳幹指令による筋肉の硬直現象です。

6　科学実験データによる、強い「脳幹電流」の発見

Q　科学実験データによる強い「脳幹電流」の証明があるのですか？

A　あります。まず、次の20「気療ハンドによる強い『脳幹電流』の脳波測定図」をご覧ください。

Q　気療ハンドにすると脳に変化が起こるのですか？

A　この20は、気療ハンドにして気を発した10分間のデータです。左右のフリーハンドと真ん中の気療

ハンドの違いを示したものです。

色が濃くなっていますね。強い血流が起きている証拠です。

Q　ということは、強い「脳幹電流」が発生しているということですか？

A　その通りです。強い「脳幹電流」が発生し、脳神経細胞が活性化しているのです。この強い血流が、強い「脳幹電流」が存在する証拠になります。

これは、気療ハンドによる強い「脳幹電流」の発見の証拠でもあります。ということは、私たちは電気人間、生きている通信機器だということですね。

7　強い「脳幹電流」が人体に及ぼす「気療現象」

次の表14「強い『脳幹電流』の働き」をご覧ください。

⑳気療ハンドによる強い「脳幹電流」の脳波測定図
（科学実験データ）

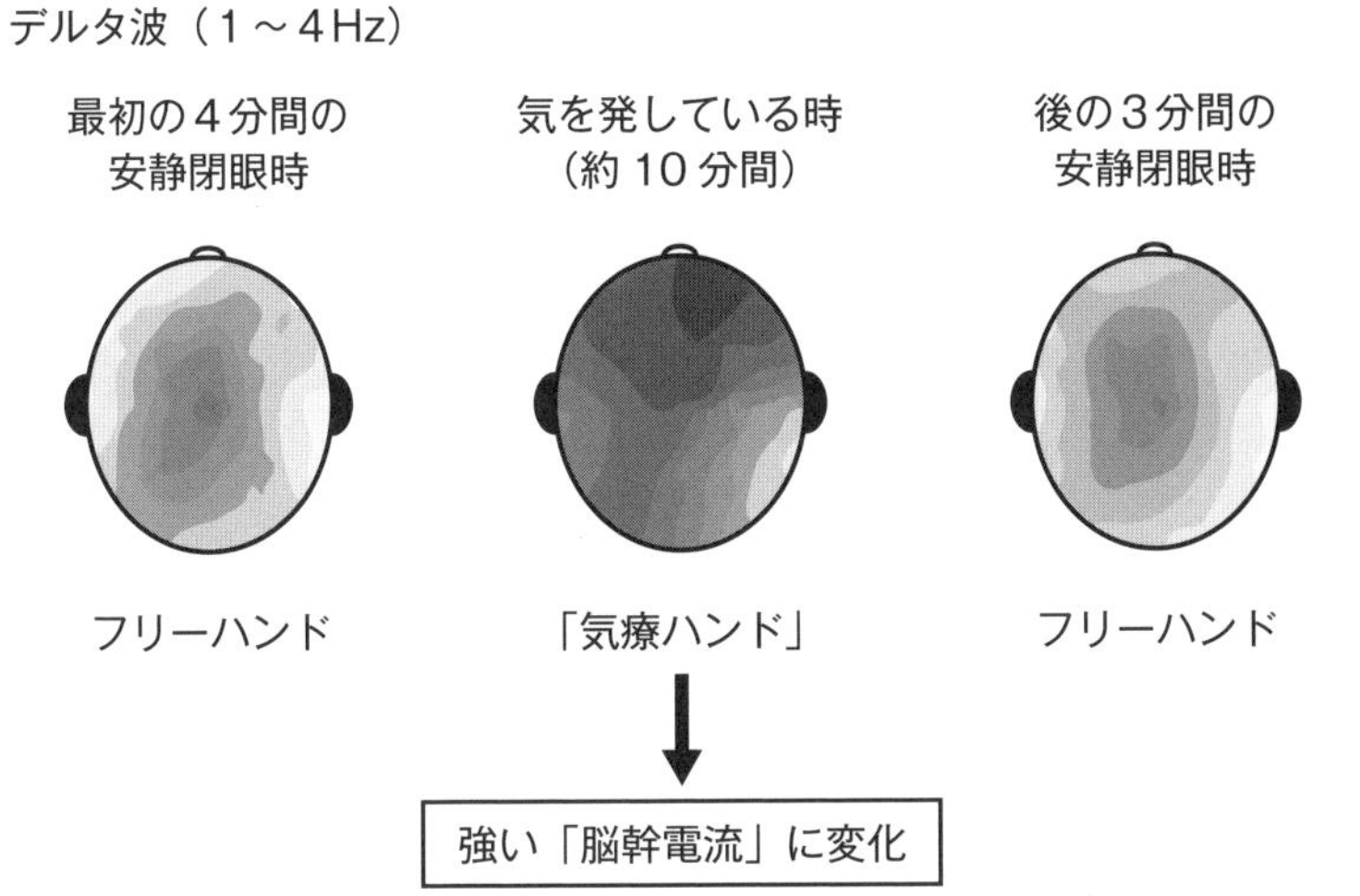

※色が濃いほど、温度が高いことを表す。

表14　強い「脳幹電流」の働き

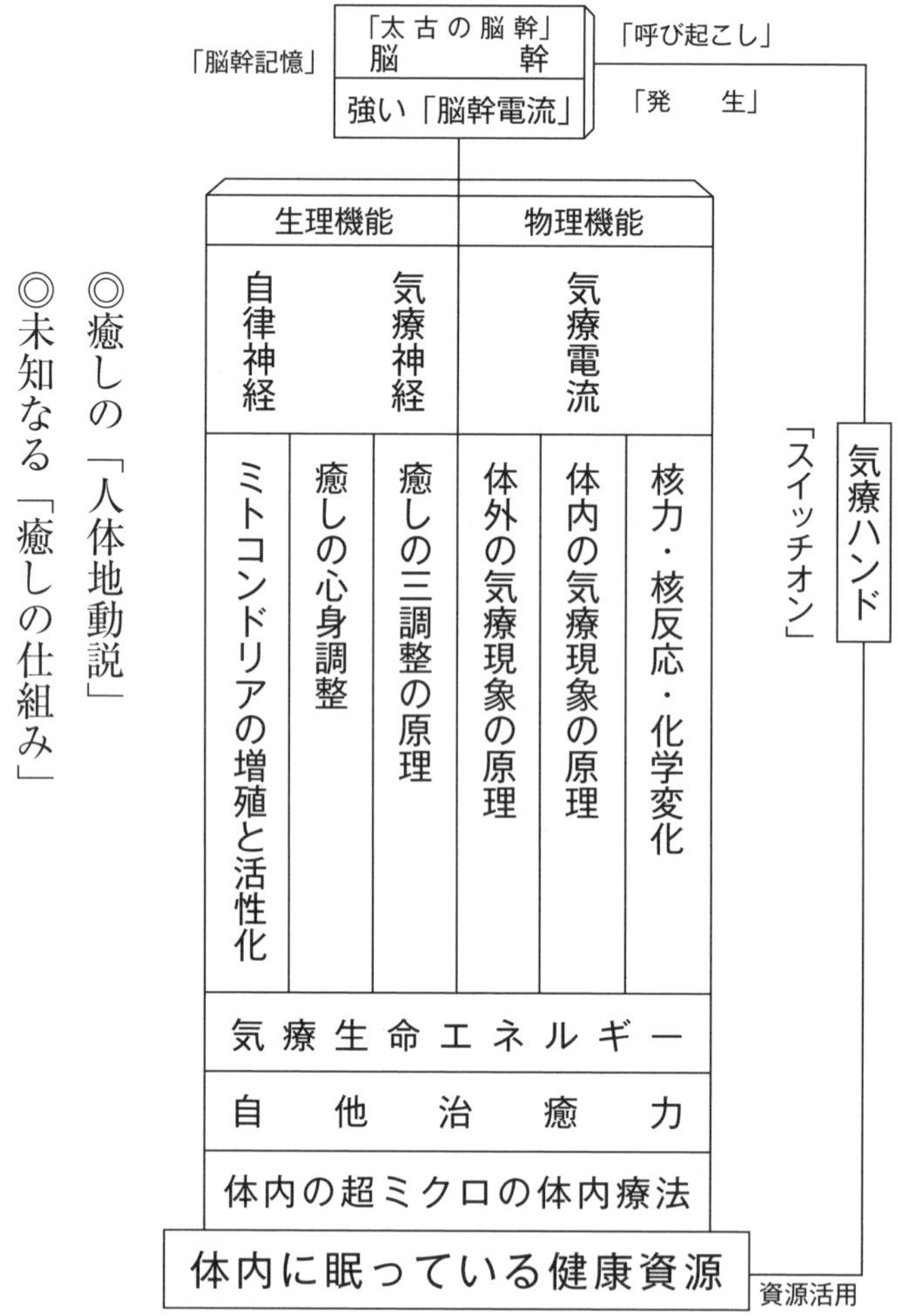

Ｑ　この「表14」は何を意味するのですか？

Ａ　気療ハンドにすることにより、強い「脳幹電流」が発生します。強い「脳幹電流」が、物理機能（物理現象）として体内に強い電気の流れを起こします。これを「気療電流」といいます。同時に生理機能（生理現象）として強い癒しの神経が作動します。これを「気療神経」といいます。この気療神経の作動と同時に自律神経の働きが強く作動します。「気療電流」が流れると同時に、気療神経と自律神経が同時作動するわけです。

Ｑ　ということは、私たちの体の生命活動は物理機能の「電気」の働きがあって、そのうえに生理機能の神経の働きが同時に作動するということですね。

Ａ　まさにそうです。私たちの体は電気の働きで生きています。そのうえに神経の働きがあるということです。では強い「脳幹電流」の詳しい働きを次の章から説明していきます。

第５章　気療生命エネルギー（気の力）の発生・発散源

次の表15「気療生命エネルギーの発生・発散源の仕組み」をご覧ください。

Ｑ　気療生命エネルギーとはどんなものですか？
Ａ　一般的に「気の力」といわれているものです。「気の力」でいろいろな現象が起きていますが、気療においても同様です。
Ｑ　気の力とは生命エネルギーですか？
Ａ　その通りです。気の力が生命エネルギーであることは間違いありません。生命エネルギーが強くなったものを「気療生命エネルギー」といいます。
Ｑ　では、気療生命エネルギーの発生・発散源はどこにあるのですか？
Ａ　気療においては、私たちの体内にあると考えます。気療では、体内に発生する気の力を気療生命エネルギーというのです。ここで、「表15」の下の素粒子（クォーク）と原子核のところを見てください。以下の話は仮説として聞いてほしいのですが、私たちの体は原子核でできています。原子核（１兆分の１㎝）の世界は超・超・超ミクロの核力の世界であり、特殊な「引力と斥力」が働きます。これをエネルギー源の１つと考えます。
それと、「核反応（原子核反応）」です。核反応は、中性子あるいは「他の原子核」や電子・光子など

表15　気療生命エネルギーの発生・発散源の仕組み

気　療　ハ　ン　ド

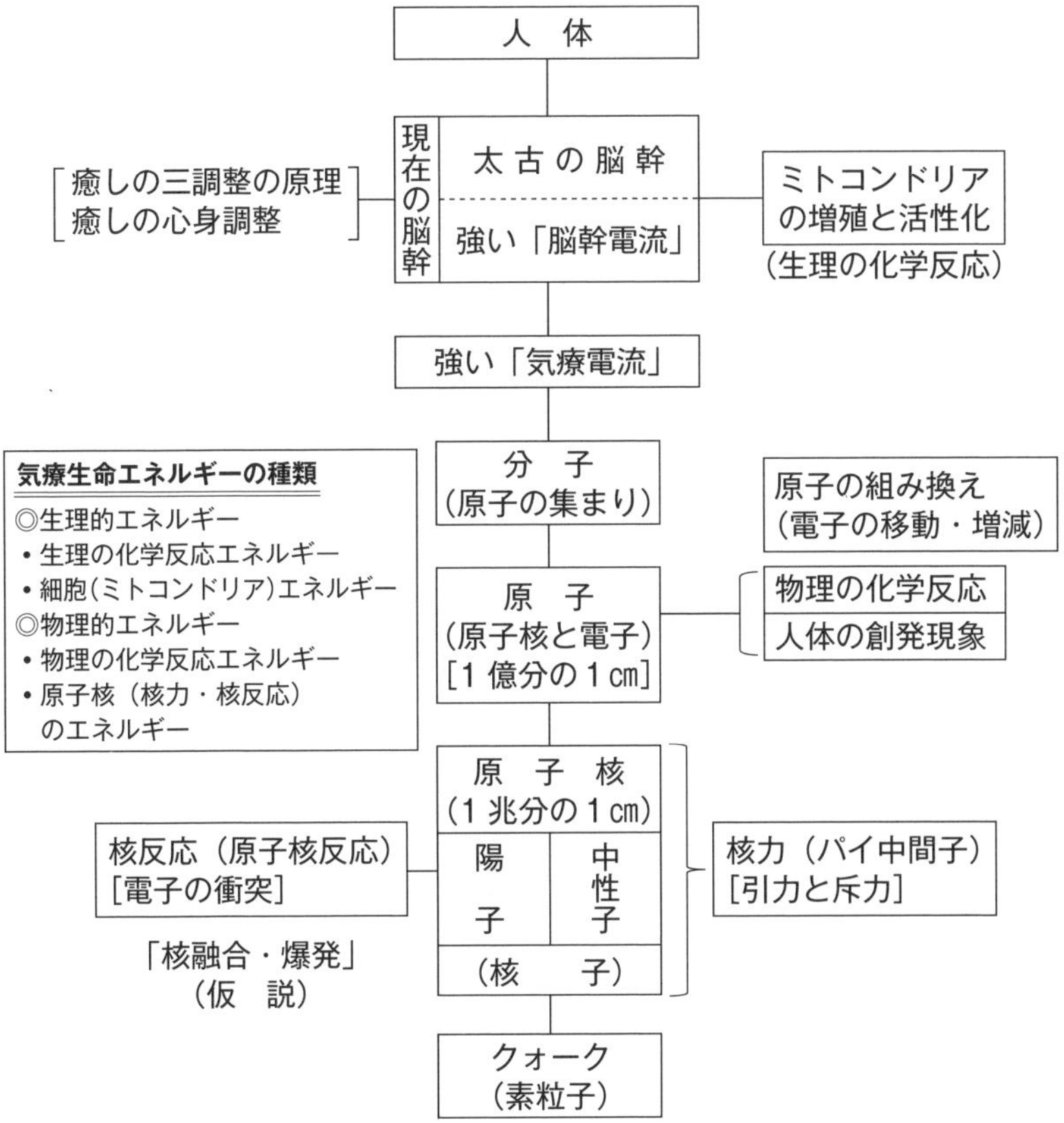

※私たちの体重は、陽子半分と中性子半分、および電子からなる。
したがって、私たちの体は原子核からなり、「原子核空間」の中で生きている。
他の動植物も同様である。

※核力
極めて接近した核子（陽子と中性子）相互間に働く強い力（引力と斥力）。
核子は、核力の働きで結合して原子核を作る。

※核反応（原子核反応）
原子核が、中性子あるいは他の原子核や電子・光子などと衝突して起こる反応。
その際、化学反応の 100 万倍程度のエネルギーを放出する。

★気療ハンドにすることにより、体内に「原子核反応」が起きる。
その際、強い気療生命エネルギーが体内に発生・発散する（仮説）。

と衝突して起こる反応といわれています。その際、化学反応の１００万倍のエネルギーを放出するとされています。

Ｑ　１００万倍ですか？

Ａ　そうです。気療においては、気療ハンドによる強い「脳幹電流」と「気療電流」により、体内に核反応が起こると考えられます。あくまで仮説ですけれど。

Ｑ　テレビで見たケニアのバッファロー２００頭、アメリカのバイソン２００頭が気持ちよく倒れ込んで「気療睡眠」に入ったのは、核反応ですか？

Ａ　そうとしか説明がつかないでしょう。これに加えて原子の組み換えによる化学変化、ミトコンドリアの「増殖と活性化」などが気療生命エネルギーの発生・発散源になっていると思います。これらの点については後の章で説明します。これが「癒しの三調整の原理」と、「癒しの心身調整」のもととなります。

表16　実験１　神沢師、気療ハンドによる実験データ（筋肉細胞を中心として）

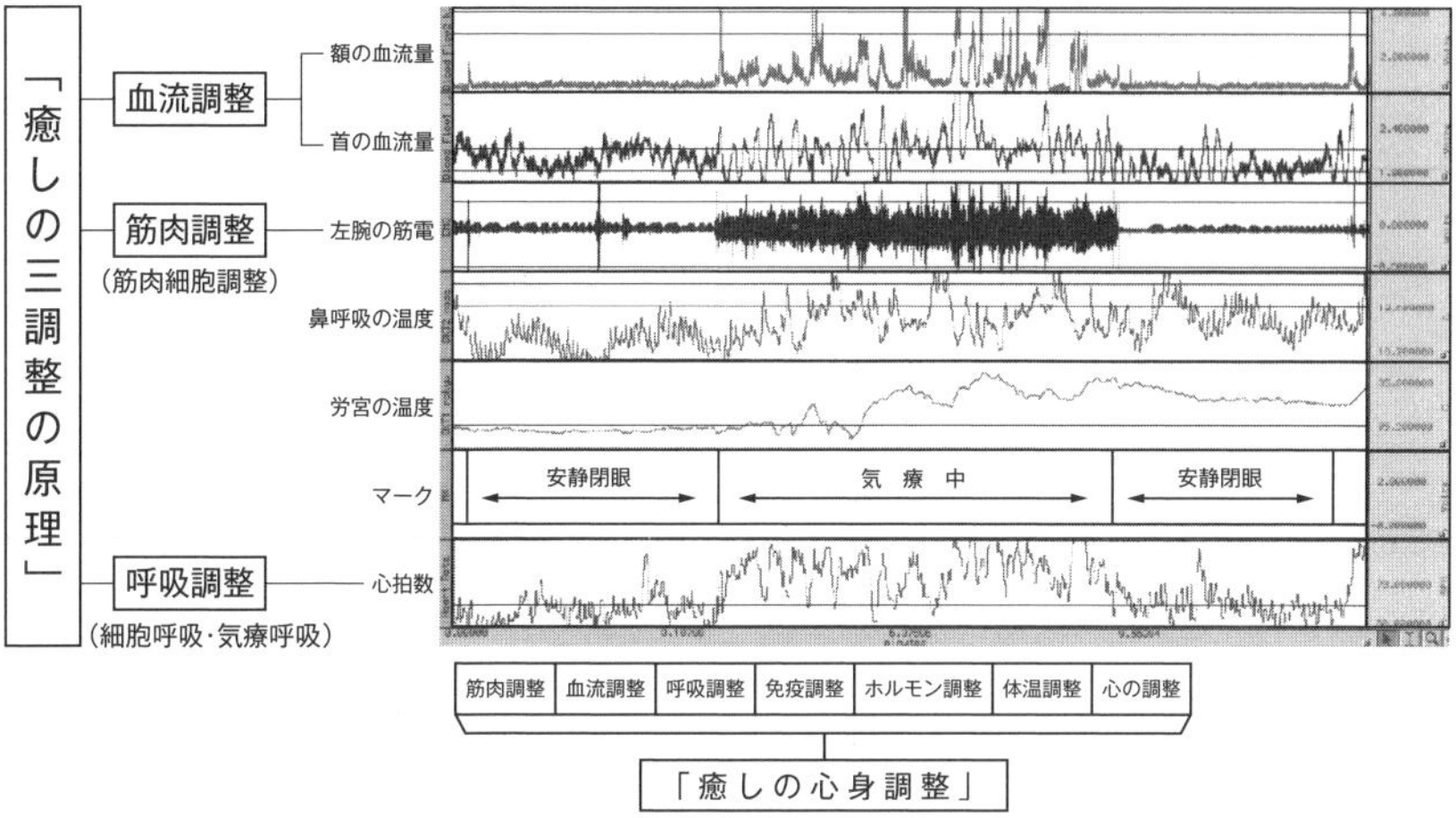

第６章　体内の気療現象の原理

この章では、気療ハンドにより私たちの体内に起こる気療現象を見てみましょう。

まず、表16「実験１　神沢師、気療ハンドによる実験データ（筋肉細胞を中心として）」をご覧ください。

Ｑ　この科学実験データはどんなデータですか？

Ａ　これは、気療ハンドで相手と気療生命エネルギーの瞬間伝達交流をして、その結果を記録した「実験データ」です。この実験データは電流と筋肉細胞を中心にしたものです。

まず「マーク」の欄をご覧ください。安静閉眼（目を閉じて安静にしていること）のときはフリーハンドです。気療中は気療ハンドにしています。そして「左腕の筋電」の欄をご覧ください。小さい波形がフリーハンドです。

実験開始の指示があり、「気療ハンド」にした瞬間に波形が大きく変化しているのがわかります。この波形が小さい波形の生命電流から、気療ハンドによって強い「脳幹電流」が発生し、「左腕の筋肉」に強い「気療電流」が流れたことを表しています。

これは「左腕の筋肉細胞」の「瞬間収縮硬直と弛緩」が始まって波形が大きくなったからです。つまり、強い電流により「左腕の筋肉細胞」の「収縮と弛緩」が大きくなったことを表しています。

Q　なるほど。ということは全身（骨格筋・内臓筋）の筋肉細胞も大きくなったことを意味しますね。

A　その通りです。全身の血流もよくなり、肺や心臓の働きによい変化が起こったことを意味しています。

Q　気療ハンドはすごいですね。

A　これが「気療ハンド」による物理機能（物理現象）としての体内の気療現象です。この実験データをもとにして「癒しの三調整の原理」と「癒しの心身調整」が生まれたのです。この点は後の章で説明します。

Q　素晴らしい実験データですね。

A　そうですね。では次の表17「体内の気療現象の原理（体内の物理機能）」をご覧ください。

Q　この「表17」はどういう意味がありますか？

A　気療ハンドにすることにより「スイッチオン」となり、強い「脳幹電流」が発生して強い「気療電流」が体内に流れます。

Q　強い「気療電流」が体内に流れると、どうなるのですか？

表17　体内の気療現象の原理（体内の物理機能）

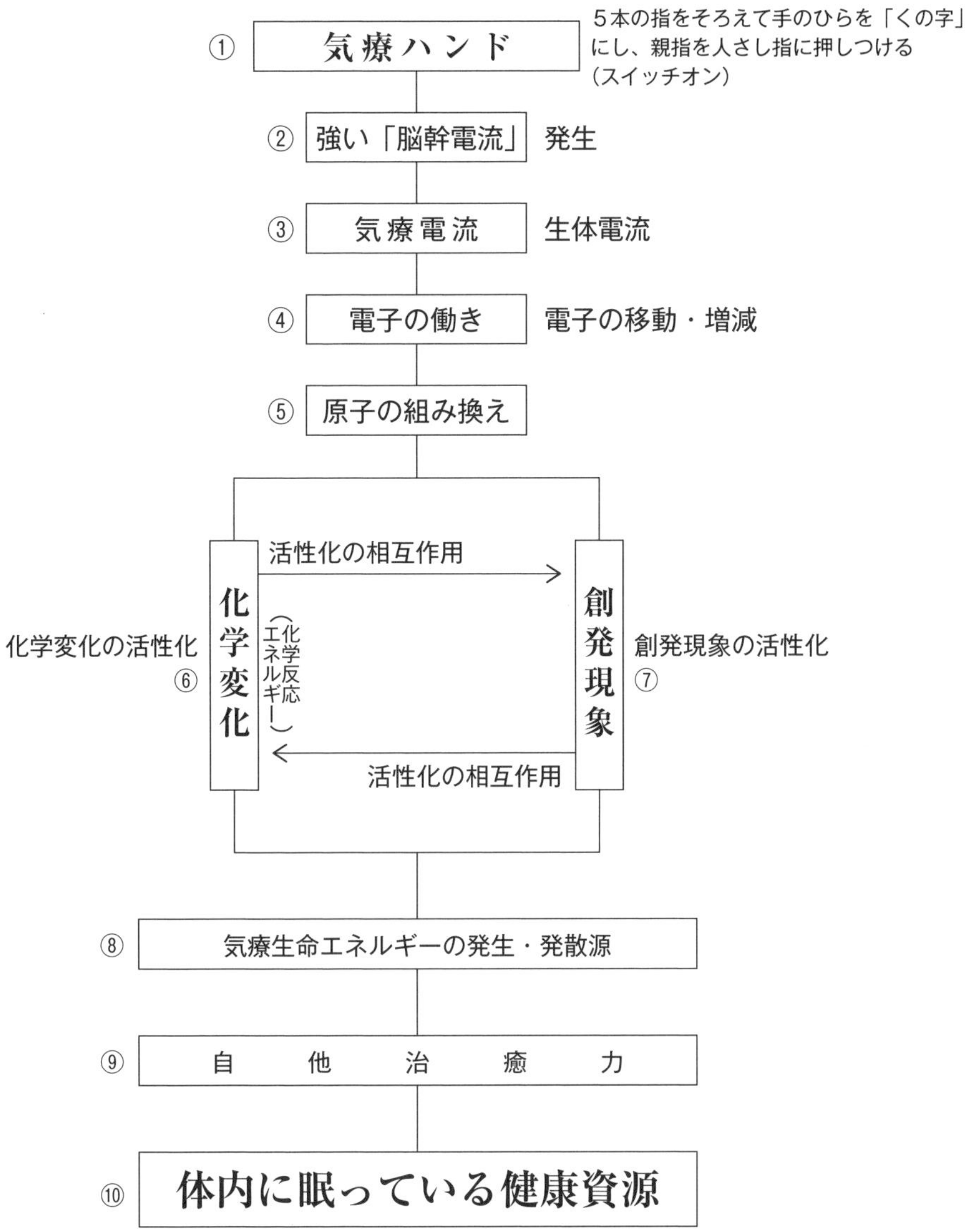

A　電流は、正から負へと流れます。一方、電子は負から正へと流れます。つまり、電気が流れると電子の移動や増減が起きます。この電子の移動が起こると「原子の組み換え」が起こります。この「原子の組み換え」が、化学変化（化学反応）です。

Q　私たちの体にも化学変化が起こるということですか？

A　その通りです。すべての物が化学変化すると言えます。そして化学変化（化学反応）もエネルギー源です。気療生命エネルギー源になります。それと相互作用するのが「創発現象」です。

Q　創発現象とはどんな現象ですか？

A　部分を合計したものを「総和」といいます。10人で作業して、合計13人分の作業能力をあげた場合、10人の総和を超えた3人分のことを創発現象といいます。この創発現象も気療生命エネルギーになります。

Q　なるほど。化学変化と創発現象の相互作用で、気療生命エネルギーの源になるわけですか？

A　その通りです。気療生命エネルギーは自他治癒力を高めます。

自他治癒力は、私たちの体内に眠っている健康資源です。自他治癒力については、後の章で詳しく説明します。

第７章　体外の気療現象の原理

１　体内の「気療現象の原理」と体外の「気療現象の原理」を区分する必要性

Ｑ　気療現象を「体内と体外」に分けるのですか？

Ａ　そうですね。漠然とした「気療現象」を原理化することにより、イメージしやすくなり、理解されるようになるのではないか、と考えました。

Ｑ　気療ハンドにより起こる気療現象の原理化ですか？

Ａ　その通りです。気療ハンドにより起こる気療現象は、言葉もなく用語もない世界でした。気療現象を直視しながら気療用語を作り、定義・意味づけをしてきました。

Ｑ　大変苦労をしたのですね。

Ａ　多くの気療用語を作ることにより、気療現象を原理的に考えることができるようになり、気療現象の本質を追究することができました。

そうやって、「気療現象学」が確立されました。そうすることで、第２部の前半で説明した体内の超・超・超ミクロの「素粒子物理学」の知識を応用することができたのです。

Ｑ　なるほど。だから素粒子に基づく「原子核エネルギー」が気療生命エネルギーの源泉だとなったわけですか？

Ａ　これはあくまで仮説ですが、「体内の気療現象の原理」として区分することができたのです。また「体外の気療現象の原理」と区分しなければ、さまざまな気療現象を説明することができないと思ったのです。

では「体外の気療現象の原理」について、次の項で説明します。

２　体外の気療現象の原理

Ｑ　体外の気療現象の原理とはなんですか？

Ａ　実をいうと一般の人たちに理解してもらうのは、なかなか難しいのです。

考えてもみてください。手で体に触れず、また離れているのに病気やケガ・傷などが癒されるという考え方や概念が一般的にないのです。だから、摩訶不思議、超能力、特殊能力、特別能力といった類としか考えられないのです。

ちなみに「気の力」で病気やケガ・傷などがよくなることを表す言葉や熟語が、日本の古来からまったくないのです。皆無です。これが実態であり、現状なのです。

Ｑ　なるほど。そういえば聞いたことがないですね。

Ａ　そうでしょう。摩訶不思議、超能力、特殊能力、特別能力など、否定的なイメージの言葉しかないのです。実をいうと、私もアマチュア時代に手を振っているだけで病気やケガ・傷などが癒されるはずがないと否定しながら気療を行っていました。

しかしながら、ほとんどの例で症状が改善していたのです。「否定」が否定されたのですから、強烈な「肯定」になったのです。認めざるを得ませんでした。

Q　そうですか。それでプロになったのですか？

A　それも1つですけど、再発が少なく、誰でもできるのがプロの気療師になる大きな理由になったのです。説明が脱線してしまいました。本来の話に戻しましょう。

Q　そうですね。体内の気療現象の原理は、わかりました。

A　離れる距離についてですが、「大は小を兼ねる」ではありませんが、「地球規模」での遠隔気療ヒーリングが、なぜできるのかを説明しましょう。

次の表18「地球規模の遠隔気療ヒーリングのイメージ図」をご覧ください。

Q　「地球規模の遠隔気療ヒーリング」とはどういうことですか？

A　遠隔気療ヒーリングの歴史は実は古いです。アマチュア時代からあらゆる実験をしてきました。

１９９４年にフランスのアヴィニョンと日本の間で、約1か月間、遠隔気療ヒーリングをしました。その方法はアヴィニョンにいる私1人と日本にいる１２０名ほどで、毎日20分、気療ハンドを使って、遠隔気療ヒーリングの交流を30日間、行いました。

フランスへ出発する前に往復はがきでアンケートを１２０名に依頼しました。その結果92名の方からアンケートの回答をいただきました。９割以上の方が遠隔気療ヒーリングによって、何かを感じたり、病気やケガ・傷などの症状がよくなったとの感想をいただきました。

Q　フランスと東京の間で通じ合えるのですか？

表18　地球規模の遠隔気療ヒーリングのイメージ図
（素粒子および素粒子に基づく超・超・超ミクロの「原子核空間」）

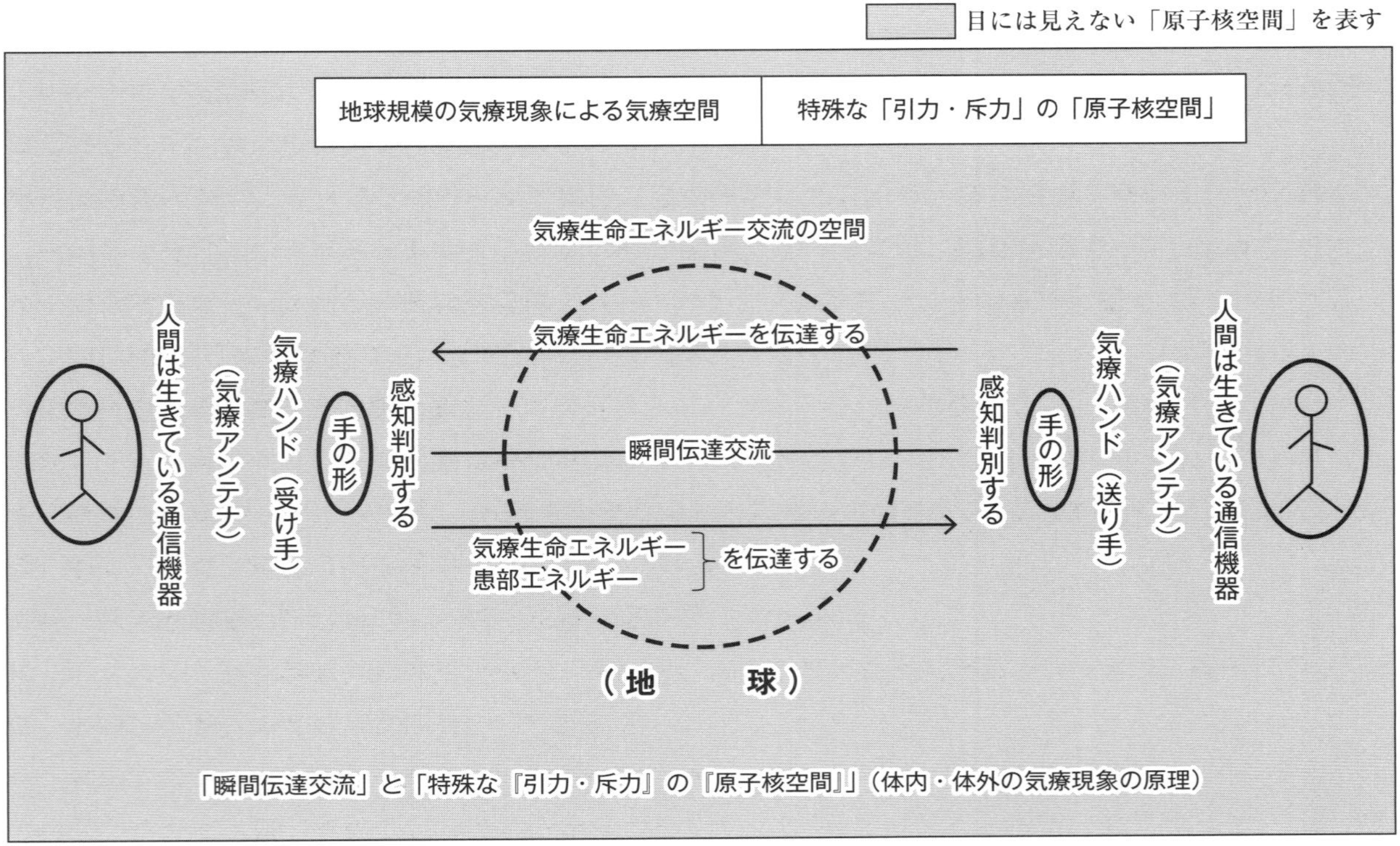

Ａ　そうです。気療生命エネルギーの瞬間伝達交流ができた証拠となるのがアンケートの内容です。現在このアンケートを保管してあります。

Ｑ　信じられませんね。

Ａ　でも、この気療現象は本当にあったことです。この事実を解明・説明ができるようになったのは、拙書『気療講座２「気療現象の原理」の発見』が出版された頃です。

Ｑ　説明されてもまだ信じられないし、本当だとは思えないです。

Ａ　では人間の目に見えるもの、見えないものを考えてみましょう。目に見える物体は３次元において、大きさ（奥行・幅・高さ）で空間を満たしているものです。つまり物体的概念として見えますし、考えられます。

また大きさには距離があります。距離があれば時間があります。３次元に１次元（時間）を加えると４次元になります。ですから私たちは４次元思考ができるのです。

ただし、４次元思考では地球規模の遠隔交流を理解することは不可能です。でも気療現象は実際に起こるのです。

Ｑ　では、どう考えたらいいのですか？

Ａ　そうですね。超・超・超ミクロの素粒子に基づく原子核・原子・分子に着目しましょう。

すべての物体を原子核・原子・分子にまで細分化します。私たちの体も、地球や建物などを原子核・原子・分子をもとに考えるのと同じ方法をとればよいのです。

原子核・原子・分子の「空間」で宇宙は満たされているのです。この空間には物体、距離、時間はありません。

Q　では、私たちの体は、原子核・原子・分子の形で生まれ、この空間の中で生きているということですか？

A　その通りです。そして原子核・原子・分子が媒体物質になるのです。この媒体物質（原子核・原子・分子）が、「気療生命エネルギー」の「瞬間伝達交流」の役割をするということです。

再度、表18をご覧ください。太く丸い破線を地球とします。地球自体も「原子核・原子」でできていますから、送り手の「気療ハンド」と、受け手の「気療ハンド」の「気療生命エネルギー」の「瞬間伝達交流」の媒体物質の役割をしています。気療ハンドはアンテナの役割をしているわけです。

Q　本当に４次元思考では考えられない現象ですね。

A　そうですね。私たちの体は宇宙の仕組みそのものであり、私たちの体は自然法則・物理法則でできていると思います（あくまで仮説です）。

Q　原子核空間は物理現象で、気療空間は生理現象ですね。

A　そうです。ただ大事なのは、気療ハンドによる体内・体外の気療現象をあくまで「ブラックボックス」として考え、「自他治癒力」を高めて健康増進に活用すればよいということです。

対面気療ヒーリングも同じです。「大は小を兼ねます」（遠方でできるものは近くでもできる）から、同じです。

第８章　癒しの三調整の原理と癒しの心身調整

1　強い「脳幹電流」の発生と「気療電流と気療神経」の同時作動

Q　強い「脳幹電流」が発生するとどうなるのですか?

A　まず、表19「強い『脳幹電流』と気療神経の関係」をご覧ください。

前に説明しましたように、**気療ハンドにすると気療電源が「スイッチオン」となり、脳幹内に強い「脳幹電流」が発生します。その瞬間に「気療電流」と「気療神経」が同時作動します。**

Q　それで、どうなるのですか?

A　まずは「気療電流」が「気療神経」を伝って、気療ハンドと体内（内臓筋・骨格筋など）へ流れ（伝達）ます。その瞬間に気療ハンド（手のひら）と、体内（内臓筋・骨格筋など）、全身に「筋肉細胞の瞬間収縮硬直と弛緩」が起こります。つまり筋肉に強い「収縮と弛緩」が起こるわけです。

この気療現象を起こすのが「気療電流」と「感覚硬直神経」です。この「感覚硬直神経」と同時作動するのが、「感知判別神経」です。

Q　感覚硬直神経と感知判別神経とはどのようなものですか?

A　現代医学にはない「気療神経」です。ただし、気療現象を説明するためには、気療神経の働きとして、どうしても必要な「気療用語」です。

表19　強い「脳幹電流」と気療神経の関係

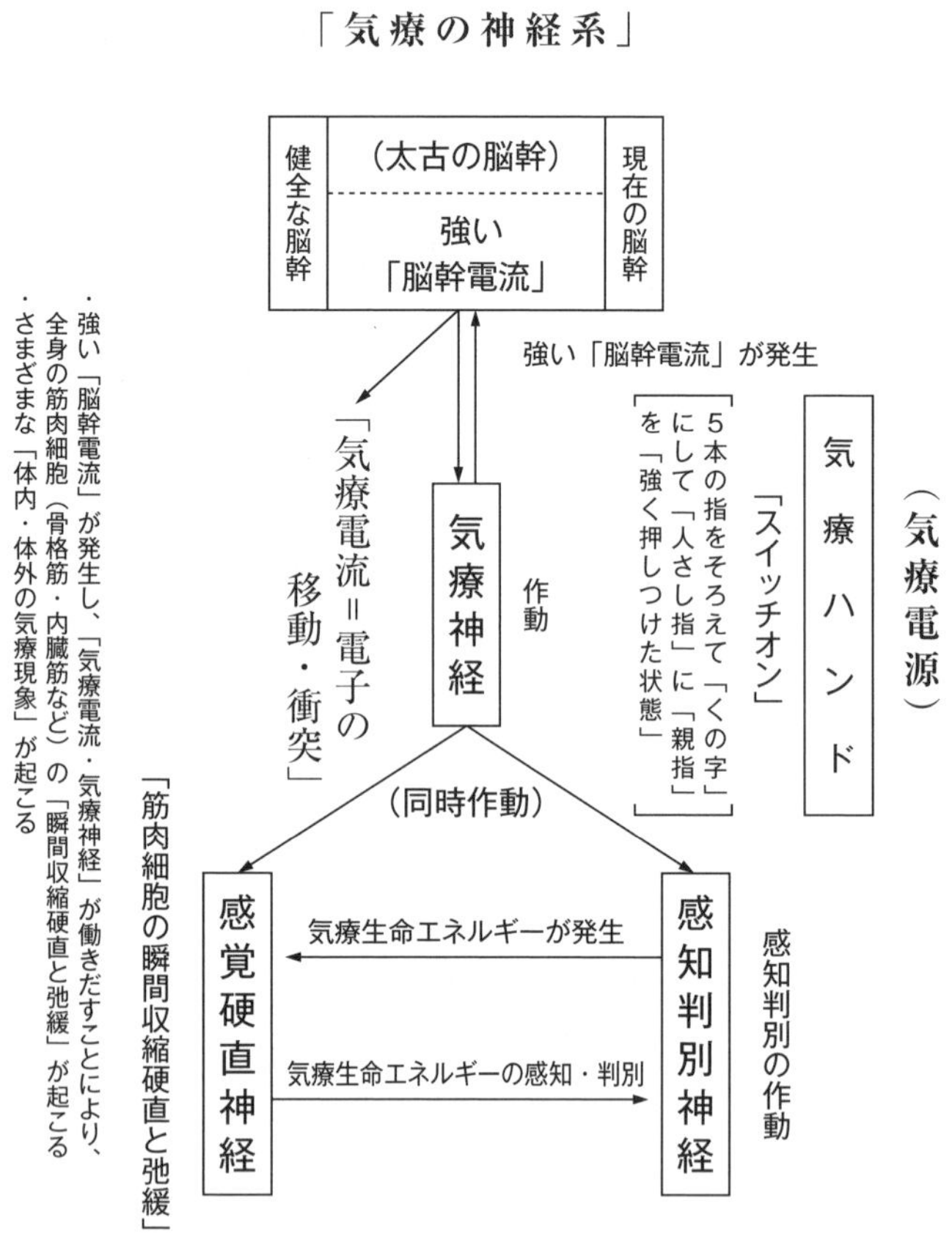

感覚硬直神経は脳幹指令によって起こる「筋肉（細胞）の硬直現象」です。硬くなっている筋肉をほぐす強い神経の働きがあります。感知判別神経には、脳幹指令により目には見えないエネルギーを感知判別する働きがあります。

Ｑ　この２つの神経の関係はどのようなものですか？

Ａ　強い「脳幹電流」が発生すると、まずは、感覚硬直神経が気療ハンドと全身の筋肉細胞に、強い筋肉細胞硬直を伝達します。すると同時に感知判別神経が働きだします。

強い気療生命エネルギーを感知すると、さらに筋肉硬直が強くなります。筋肉硬直が強くなると感知判別力が強くなります。感覚硬直神経と感知判別神経は表裏一体の関係にあると言えます。

Ｑ　なるほど。筋肉が硬直すれば、判別力が強くなり、判別力が強くなれば、硬直力が強くなるということですか？

Ａ　その通りです。普通、気療電流と気療神経は、大脳の「抑制機能」により封印されています。

Ｑ　気療ハンドにすれば大脳の「抑制機能」が緩和されて、強い「脳幹電流」が発生し、気療電流と気療神経（感覚硬直神経と感知判別神経）が働きだすということですか？

Ａ　そうです。低周波など目には見えないエネルギーを感じないようにしてくれているのは、大脳の「抑制機能」のおかげです。

Ｑ　ということは、気療ハンドにしても、手に何も感じないから自分は鈍感だと悲観する人がいますけど、何も感じないことは正常なのですね？

Ａ　まさにその通りです。一方、動物たちには、大脳の「抑制機能」がないため、私の気療ハンドの手振りで気療生命エネルギーを鋭敏に感じて気療睡眠に入ってしまうのです。

Q　わかりました。

2　癒しの三調整の原理

◎癒しの三調整の原理と、科学実験データ

Q　「癒しの三調整の原理」とはどのようなものですか？

A　気療は、電気の働きの物理機能が基礎になっていることは理解してくれましたね。次に、生理機能の神経の働きを解説しますね。

Q　癒しの気療神経の「感覚硬直神経」と「感知判別神経」の働きですか？

A　そうです。特に感覚硬直神経の働きが、重要なキーポイントになります。

では、93ページの表16「実験1　神沢師、気療ハンドによる実験データ（筋肉細胞を中心として）」をご覧ください。

Q　前に説明を受けました。他にも意味があるということですか？

A　前の説明では、気療ハンドと強い「脳幹電流」の物理機能について話しました。今度は、感覚硬直神経の働きによる「筋肉細胞」を中心に説明します。

Q　この「表16」が「癒しの三調整の原理」に関係するのですか？

A　そうです。大いに関係します。まず「左腕の筋電」の欄をご覧ください。

私の左腕に電極を装着して、私が実験の指示を受けて、右手を気療ハンドにした瞬間に、振幅が大きな波形に変化しました。

Q　この大きく変化した波形は、何を意味するのですか？

A　皆さんも、手にバシッと来る静電気を体感したことがありますよね。そのとき、手の筋肉細胞に「瞬間収縮硬直」が起こっているのです。そして筋肉細胞は「弛緩」します。

この大きく変化した波形は、筋肉細胞に「瞬間収縮硬直と弛緩」が連続して起こったことを意味しています。

Q　ということは、静電気が連続して起こったと思えばいいのですね。

A　そうです。人間は、電磁気力で生きていますから。電流が強ければ筋肉細胞は収縮する性質をもっているということです。

Q　それが癒しの三調整とどういう関係があるのですか？

A　よい質問です。この「筋肉細胞の瞬間収縮硬直と弛緩」の繰り返しが出発です。つまり、気療ハンドによりスイッチオンとなり、強い「脳幹電流」が発生します。すると、気療電流と気療神経の働きが強くなります。その結果、強い血流が起こります。

「額」と「首」の血流量の波形が同時に大きくなっているでしょう？

Q　確かに同時に血流量を示す波形が大きくなっていますね。そういえば、血流は筋肉の「収縮と弛緩」で起こるというのはいままでは一般常識ですね。強い電気が体内に流れれば筋肉細胞に「収縮・弛緩」が起こるわけですね。

Ａ　その通りです。では、次に「心拍数」の欄をご覧ください。

この心拍数の波形も、細かく小さい波形から大きな振幅波形に変化しています。心拍数と呼吸は同時に作動しますし、心臓と肺は同時に作動します。

例えば走ったり、激しい運動をしたりすると、心拍数（脈拍数）が多くなり、呼吸は速くなります。気療では脈拍の「急ぎ打ち」といい、呼吸については「急ぎ呼吸」といいます。

Ｑ　では、気療エクササイズや気療ヒーリングでは、どのようにいうのですか？

Ａ　気療後は、脈拍は必ずゆったりとした「ゆったり打ち」となり、呼吸はゆっくりしたものになるのです。そこで、「ゆったり呼吸」といいます。酸素は筋肉収縮のエネルギー源です。

Ｑ　運動と気療でどう違うのですか？

Ａ　運動をするのに筋肉細胞の収縮源として酸素が必要となります。気療においては脳幹指令による癒しのために酸素が要求されます。筋肉細胞が自ら積極的に呼吸するのです。これを医学的には「内呼吸」といったり、「細胞呼吸」といったりします。気療では体内呼吸ですから、「気療呼吸」といいます。

Ｑ　では、一般的にいわれる呼吸法との違いはなんですか？

Ａ　気療では自然呼吸、無意識呼吸です。神経の働きでいえば、自律神経の働きにまかせているのです。

Ｑ　改めて聞きますが、呼吸法とはどのようなものですか？

Ａ　呼吸法は大脳と運動神経を使って、意識的に空気を吸ったり、吐いたりすることです。気療は呼吸法を必要としません。脳幹と自律神経の働きにまかせればいいのです。

Q　そうですか。では筋肉と血流、呼吸の説明を受けましたので「癒しの三調整の原理」をまとめてください。

A　気療ハンドにすることにより、強い「脳幹電流」と「気療電流」「気療神経」の働きが起こります。筋肉細胞の「瞬間収縮硬直と弛緩」が「筋肉調整」であり、同時に血流が起こるから「血流調整」され、同時に、細胞呼吸が積極的になるから「呼吸調整」されるのです。

Q　なるほど。筋肉調整、血流調整、呼吸調整の３つの調整を原理化して、「癒しの三調整の原理」と呼ぶわけですね。

A　その通りです。でもこの科学実験データがなかったら、気療理論が生まれないし、気療現象学としての気療理論も生まれなかったと思います。まさに、科学実験データのおかげですね。

◎癒しの三調整の原理の証明

表20「癒しの『三調整の原理』」をご覧ください。

Q　表20「癒しの『三調整の原理』」とは、どのようなものですか？

A　この「表20」は先ほど説明した科学実験データをもとにしてできた表です。

筋肉調整と血流調整ですが、①で血流促進が起こります。心臓では心筋細胞で「瞬間収縮と拡張」が起こり、血管はやわらかく拡張して血管調整が起こります。

表20　癒しの「三調整の原理」

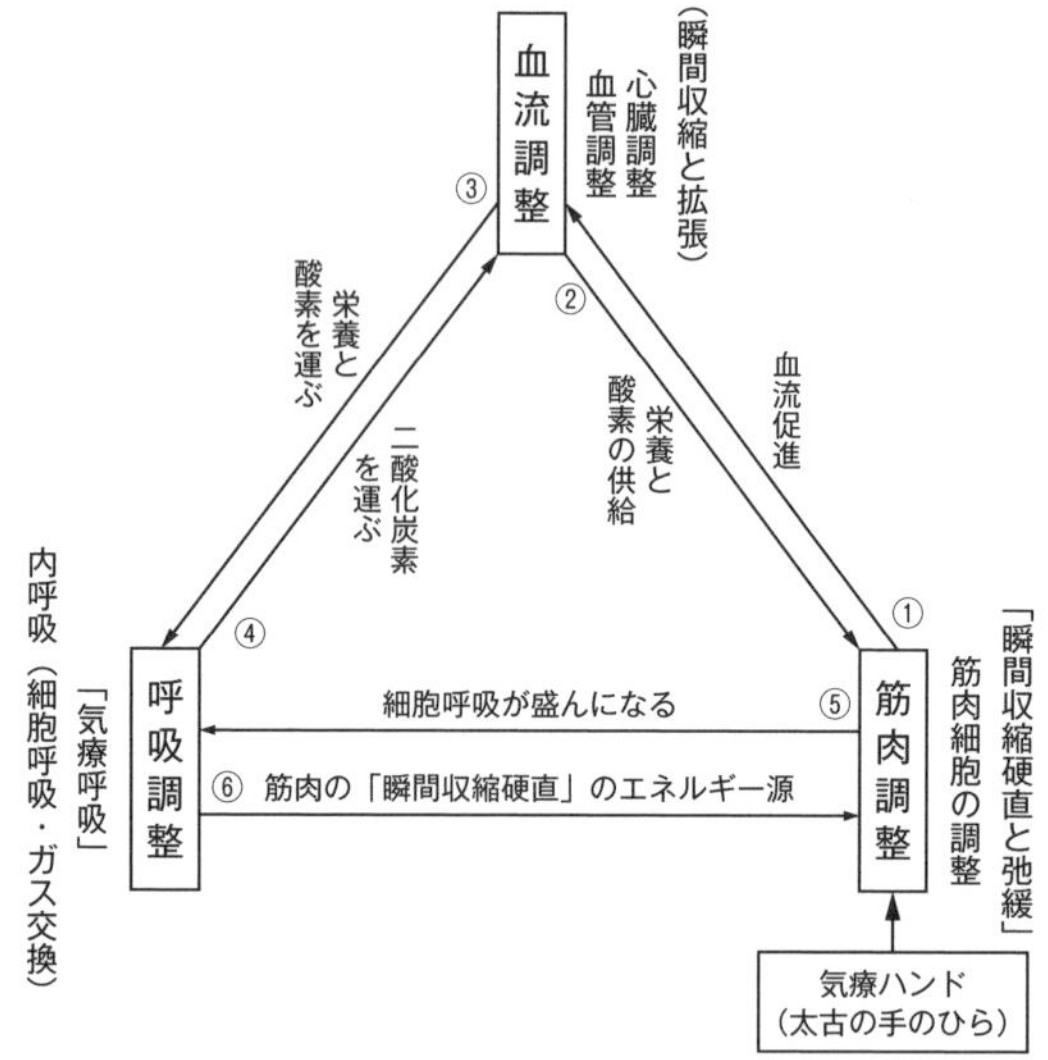

血流調整では、②で体内の栄養と酸素が全身に供給されます。血流調整は、心臓と肺を通して全身に栄養と酸素を供給するわけです。

呼吸調整では、④で二酸化炭素を運んで体外に排出します。また、⑤で体内で積極的な細胞呼吸が盛んになります。

筋肉調整では⑥で、筋肉細胞の瞬間収縮硬直のエネルギー源になります。

Q　これが癒しの三調整の原理ですか？

A　そうです。この「癒しの三調整の原理」が、「気療生命エネルギー」と「自他治癒力」を高める基礎となります。

◎気療筋肉を作ると、自他治癒力が身につく

まず、表21「普通筋肉と気療筋肉の対比」をご覧ください。

Q　「普通筋肉と気療筋肉の対比」とは、どのよ

表21　普通筋肉と気療筋肉の対比

「気療ハンドで気療筋肉を作ろう！」

□は、自律神経と感覚硬直神経の働き

フリーハンド	大脳が主体	生命電流	「普通筋肉」	随意筋	骨格筋	運動神経	収縮と伸展	外呼吸と内呼吸（細胞呼吸）	手足や体を動かす筋肉	マクロの視点	「生きる生命エネルギー」	自然生命エネルギー	自然治癒力
						自律神経	収縮と弛緩		生命活動を維持する筋肉				
				不随意筋	平滑筋（内臓筋）		収縮と弛緩		生命活動を維持する筋肉				
					心筋（心臓）		収縮と拡張						

気療ハンド	脳幹が主体	「脳幹電流」・「気療電流」	「気療筋肉」	随意筋	骨格筋	感覚硬直神経	「筋肉細胞」の瞬間収縮硬直と弛緩	気療呼吸（内呼吸）「細胞呼吸が盛んになる」	病気やケガ・傷などを積極的に癒す力 病気を**予防**する筋肉	超ミクロの視点	「原子核のエネルギー」	気療生命エネルギー	**「自他治癒力」**
				不随意筋	平滑筋（内臓筋）								
					心筋（心臓）		「心筋細胞」の瞬間収縮と拡張		より良好な血液循環を起こす				

※普通筋肉は、通常の筋肉である。気療筋肉と区別する

※気療筋肉は、気療ハンドにより作られる癒しの筋肉である

※自律神経と感覚硬直神経の働きは、脳幹指令による

うなものですか？

Ａ　表の中の説明をお読みください。

Ｑ　なぜ普通筋肉と気療筋肉を対比するのか、意味を教えてください。

Ａ　私たちは大脳が主体で生きていません。脳幹が主体の考えではありません。そこで気療筋肉と区別するために、気療においては普通筋肉と名づけ、気療筋肉と区別することにしたのです。

　なぜそうしたかというと、脳幹が主体の気療筋肉を強調するためです。普通筋肉は自律神経が主体の生命筋肉と、運動するための運動筋肉に区分します。

Ｑ　区分する意味はなんですか？

Ａ　運動して筋肉を鍛える話は皆さんよくしますよね。その場合、運動筋肉といっても骨格筋（手足と体）を鍛えているだけです。

　一方、気療筋肉は、「骨格筋」も「内臓筋」も、脳幹指令（脳幹電流）によって運動筋肉と同様に鍛えることができるのです。簡単にいえば、気療ハンドをいつも使っていれば、気療筋肉になります。つまり、**気療ハンドにすることを習慣化することで、気療筋肉になり、気療生命エネルギーと自他治癒力が身につく**ということです。

Ｑ　なるほど。気療ハンドを使えば気療生命エネルギーと自他治癒力が身につき、自他治癒力を身につければ、健康寿命が延びますね。

Ａ　その通りです。ですから、気療ハンドで、気療筋肉を作りましょう！

3　癒しの心身調整、そしてテレビロケの裏事情

「癒しの心身調整」は、「癒しの三調整の原理」の筋肉調整、血流調整、呼吸調整と、次の4つを含めて7つの調整からなります。順次説明していきます。

◎免疫調整

Q　免疫調整とはなんですか？

A　私たちの体には、病気や感染症の原因となる細菌やウイルスなどが、体内に入ってきたときに防御してくれる免疫システムがあります。つまり病気やケガ・傷などの症状を修復してくれるのが免疫です。

この免疫細胞を患部へ送ってくれるのが血流です。この「血液循環」を良好にすれば患部の修復となるのです。この「修復力」を高めることと、「免疫力」を高めるのが、「癒しの三調整の原理」です。

Q　なるほど。「癒しの三調整の原理」には素晴らしい力がありますね。

◎ホルモン調整

Q　ホルモン調整とはなんですか？

A　ホルモンは各臓器から出る分泌液です。20年ぐらい前までは約80種類あるとされていました。その

後、科学技術が発達して、いまでは１００種類以上のホルモンが発見されているそうです。かつては中枢である脳からの指令で、ホルモンが分泌されると考えられていました。つまり上意下達です。

ところが例えば脂肪の中にあるレプチンというホルモンは、脳幹の視床下部の食欲中枢を刺激して、食欲を抑える働きがあるそうです。上意下達ではなく、下意上達ですね。

しかし、まだまだ未知のホルモンがあるそうです。人体の超ミクロの巨大ネットワークがあるとのことです。

ホルモンの巨大ネットワークですね。いろいろな臓器からホルモンを分泌してお互いに影響、または協調し合っているとのことです。

Q　ホルモンの臓器会議ですか？

A　そうですね。この「巨大ネットワーク」を支えているのが「癒しの三調整の原理」の血流調整です。この「血流調整」によってホルモンが各臓器に運ばれて、協調し合って人体の生命を守り、保持しているのです。

Q　人体の「超ミクロの巨大ネットワーク」とはすごいですね。

A　「癒しの三調整の原理」の力が働くので、気療の世界があるのです。ホルモンの分泌が１つでも少なくなったり多くなったりしただけでも、支障をきたして体の具合が悪くなります。

気療には、ホルモンを調整する力があるのですね。ホルモンを運ぶだけではなく分泌を促したり、分泌を抑えたりする力があります。

Ｑ　例えば、どんな事例がありますか？

Ａ　特に代表的な印象として記憶に残っているのは、アマチュア時代に子宮筋腫の女性に気療ヒーリングをしたことがありました。１週間後に会ったとき、顔や肌がつやつやになりましたといわれてビックリしたことがあります。

そのとき、私の両親の次に初めて他人に気療ヒーリングをしたからです。そのときは気療ヒーリングで女性ホルモンの分泌がよくなったのです。

Ｑ　それはビックリしたでしょう。

Ａ　なにせ、当時は人体のことなんて、なんにも知りませんでしたから。

Ｑ　ホルモン調整ができることは、素晴らしいことですね。

◎体温調整――テレビロケの裏側も紹介

Ｑ　体温調整が、できるのですか？

Ａ　もちろんできます。なぜできるのかを説明する前に、93ページの表16「実験１　神沢師、気療ハンドによる実験データ（筋肉細胞を中心として）」をご覧ください。

Ｑ　体温を示す欄は、どこですか？

Ａ　「マーク」の欄の上の「労宮の温度」の欄を見てください。労宮は「手のひら」の真ん中のややくぼんだところをいいます。私は左手の労宮に電極を装着しました。

右手は、気療ハンドにします。時間を右へと追っていくにつれ、波形線が上がっていくのがわかります。

Q　ええ、わかります。ということは右手を気療ハンドにして相手との気療生命エネルギー瞬間伝達交流を開始したので、左の「手のひら」の温度が上がっていったのですね。

A　その通りです。ということは、全身の体温が上がっていったことを意味しています。

極寒の場所のテレビ局のロケでの体験事例を紹介します。両手は薄い手袋に厚い手袋を重ねてフリーハンドのままでいたら寒さで手がかじかんできました。そんな状況で、ロケの現場では、動物との気療生命エネルギーの交流が開始になりました。

開始のとき、左手はフリーハンドで、右手は気療ハンドでした。右の気療ハンドとヒグマの気療生命エネルギー交流で、15分でヒグマはいびきをかく気療睡眠に入って終了です。手袋をはずしたら両手は温《あたた》かくなり、全身も温かくなっていました。

Q　なるほど。体温が上がったのですね。

A　そうです。もう1つの事例を挙げましょう。気療塾学院の気療教室の気療エクササイズを終了しますよね。すると、ほとんどの女性の体温が上がります。

女性は冷え性の方が多いですよね。だから言葉遊びを交えていいますと、この気療教室では「冷たい」女は「熱き」女になり、気療師になる頃には「炎の」女になるという言い方をしています。つまり、冷え性はいつの間にか解消されてしまうのです。

「炎の女」というのはもちろんジョークですけど、体温が上がって体調がよくなる女性が多いのです。

Q　気療ハンドは素晴らしい能力を秘めているのですね。

Ａ　その通りです。血流がよくなれば体温が上がります。しかしそれだけではないと思います。生体電流が強くなれば熱を帯びてきます。これを「電流熱」と呼ぶことにします。

電子の移動による化学反応と、電子と原子核の衝突などによる「原子核反応」のエネルギーが根底にあると思います。これは、あくまで仮説ですけど。

Ｑ　なるほど。生理機能（生理現象）の働きの下に物理機能（物理現象）の働きがあるということですか？

Ａ　そうだと思います。そうでなければ大きな動物が倒れ込んで眠ってしまう気療現象の説明ができません。

◎心の調整

Ｑ　気療エクササイズや気療ヒーリングで、心の調整ができるのですか？

Ａ　心の調整ができるというより、体調がよくなると自然と明るくなるといった方がいいですね。

Ｑ　自然に明るくなるのですか？

Ａ　そうです。体の具合が悪かったり、病気になっていたりすると、暗い気分になります。

例えば、強いストレスを抱えながら仕事をしているといつの間にかうつ症状になる人が多いといわれます。このストレスから解放されれば、自然と明るくなります。

Ｑ　病気に対する不安で暗くなるのは当然ですね。

Ａ　そうです。１つの例を挙げてみましょう。

気療ヒーリングや気療教室の気療エクササイズをしたある日のことです。10年ほど前になります。当時80歳以上の女性の塾生が、5人いました。

気療教室が終わって玄関で85歳の女性と立ち話をしていて、その女性があまりにも輝いていたので思わず「帰る途中でナンパされないで」と言ったら、「はい！」と言ってニコニコして帰りました。他の4人の女性にも同じことを言ったら全員、「はい！」と言って帰ったのです。それまでの感覚であれば、「こんな年寄りをからかわないでね」と言われるかもしれません。

その後、若い塾生の女性が、帰り際に立っていて、自分の人さし指を自分の顔に向けて指しているのです。私はすぐに気がついてその女性にも、「帰る途中でナンパされないで」と言ったら「はーい！」と言って喜んで帰っていきました。

それからです。年齢に関係なく「帰る途中でナンパされないで」が、女性に対する別れのあいさつとなって、現在まで続いています。そのことで怒った女性は1人もいませんでした。

何が言いたいかというと、気療ヒーリングや気療エクササイズをした後には皆さん若返った気持ちになったり、来たときより明るい笑顔になって帰るのです。

第９章　ミトコンドリアの増殖と活性化

１　ミトコンドリアの働き

Ｑ　ミトコンドリアとは、なんですか？

Ａ　ミトコンドリアは、私たちの体の細胞の中に多数分散して存在する小器官です。自己増殖をします。

細胞呼吸に関係します。細胞エネルギーの生産の場にもなります。

Ｑ　自己増殖して細胞呼吸するんですか？

Ａ　その通りです。ここでは自己増殖と細胞呼吸、それに細胞エネルギーの生産の場になっていることに着目します。

Ｑ　ミトコンドリアの機能が低下すると体調が悪くなると聞いたことがあります。

Ａ　おっしゃる通りです。ミトコンドリア機能低下（ミトコンドリア病）という病気があります。機能低下により、元気や活力がなくなり、心身が無気力になるといわれています。

ミトコンドリアは、細胞内に存在して、体内に供給される酸素のうちの90％も使います。酸素が大好きなのです。

酸素と栄養素を取り込んで自己増殖して、細胞呼吸をします。そして酸素は栄養素であるブドウ糖と

表22　実験２　神沢師、気療ハンドによる実験データ
（積極的細胞呼吸を中心として）

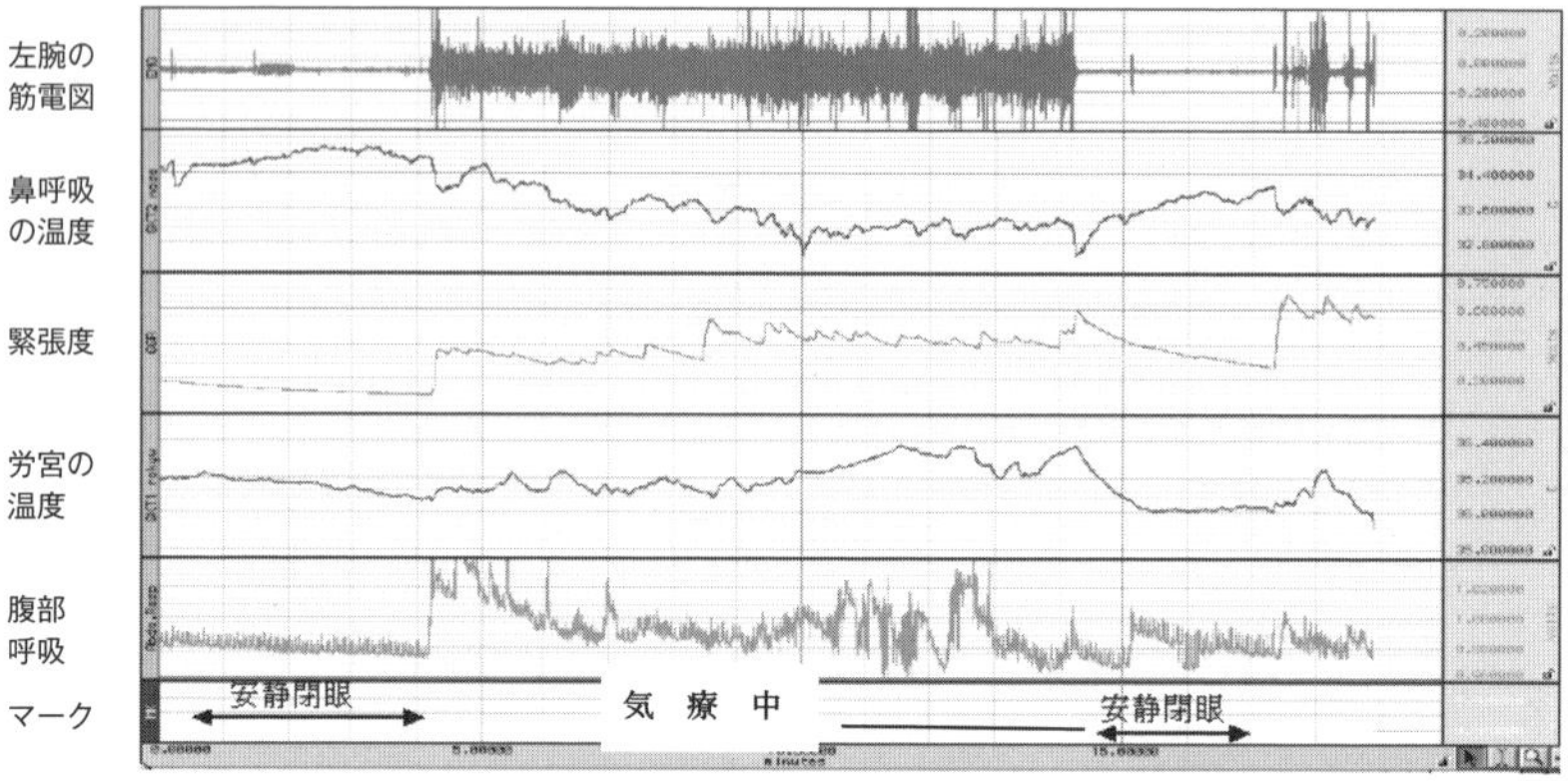

外呼吸（自然呼吸） 内呼吸（細胞呼吸）	気療呼吸（内呼吸） 筋肉細胞の「瞬間収縮硬直と弛緩」 （細胞呼吸［内呼吸］が積極的になる） ミトコンドリアの「増殖と活性化」	外呼吸（自然呼吸） 内呼吸（細胞呼吸）

結合して化学反応を起こします。

この化学反応が筋肉細胞の収縮源になります。つまり細胞活動のエネルギー源になるのです。

Q　生命を維持するエネルギー源ですか？

A　そうです。

まず、表22「実験2　神沢師、気療ハンドによる実験データ（積極的細胞呼吸を中心として）」をご覧ください。

上段の「左腕の筋電図」と、下段の「腹部呼吸」の欄をご覧ください。そして最下段の「マーク」の欄を見てください。

安静閉眼中は、当然、「フリーハンド」でした。気療開始のため右の手を気療ハンドにした瞬間、「左腕の筋電図」と「腹部呼吸」の波形が突然大きくなりました。

この大きな波形は、気療ハンドにより強い「脳幹電流」が発生し、強い「気療電流」が

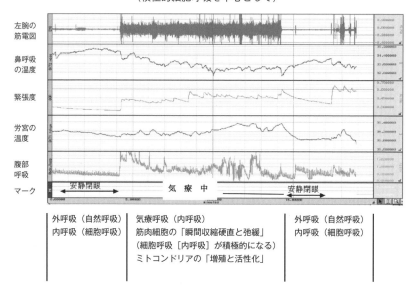

全身に流れたこと、同時に、「気療神経」が全身に作動したことを意味しています。さらに自律神経が強く働きだしたことを意味しています。

Q　すごいですね。具体的に何を意味しているのですか？

A　強い「気療電流」と「感覚硬直神経」が、同時作動して、筋肉細胞の「瞬間収縮硬直と弛緩」が始まったことを意味しています。

Q　この大きな波形は、筋肉の「収縮と弛緩」の振幅が大きくなると同時に、強い血流が起こったことを意味するのですか？

A　その通りです。この血流の中に酸素が入っています。「収縮と弛緩」により筋肉細胞の呼吸が積極的になります。つまり筋肉細胞自身が、積極的に呼吸するのです。

そうすると、酸素が大好きなミトコンドリアが積極的に増殖し活性化するのです。そして細胞エネルギーの生産の場となるのです。

Q　ミトコンドリアというのは、生産活動に重要なのですね。

A　そうです。酸素濃度が上がった1つの事例を紹介しましょう。

50歳ぐらいの男性で肺ガンと心臓（心筋）ガンを患って危篤状態で病院にいた方がいました。気療ヒーリングを依頼されて施術しました。酸素濃度は極端に低い状態でした。

気療ハンドで気療ヒーリングを5回ほど休みを入れながら行いました。気療ヒーリングをするたびに酸素濃度が上がります。結果的には力及ばず亡くなりましたが、気療ハンドによる気療ヒーリングにより、体内の筋肉細胞が積極的に呼吸をした事例といっていいのではないでしょうか。

Ｑ　なるほど。ミトコンドリアが増殖して活性化すると「癒しの三調整の原理」が働きだし、「癒しの心身調整」のもとになるのですか？

Ａ　その通りです。またミトコンドリアは、気療生命エネルギー源にもなります。

２　ミトコンドリアも、気療生命エネルギーの発生・発散源

Ｑ　ミトコンドリアも、気療生命エネルギー源になりますか？

Ａ　はい、なります。そもそも私たちの体は、酸素なくしては生きていけません。酸素そのものが生命エネルギーです。
　まず91ページの表15「気療生命エネルギーの発生・発散源の仕組み」をご覧ください。

Ｑ　はい。

Ａ　上の方の現在の脳幹（太古の脳幹・強い「脳幹電流」）の右に、生理の化学反応として「ミトコンドリアの増殖と活性化」があるでしょう。

Ｑ　ありますね。これは生理機能（生理現象）としてのミトコンドリアの増殖と活性化ですね。

Ａ　そうです。物理機能（物理現象）も化学反応ですが、生理機能（生理現象）としてのミトコンドリアの自己増殖も活性化も化学反応です。

Ｑ　私たちの体は物理的・生理的に化学反応で生命維持活動をしているわけですね。

Ａ　その通りです。すべてのものが化学反応で成り立っています。筋肉細胞の「瞬間収縮硬直と弛緩」

によって、ミトコンドリアが自己増殖し、積極的な細胞呼吸が行われます。

Q　体内の超ミクロの筋肉細胞の「収縮と弛緩」が、体内の酸素ステーションみたいですね。

A　そうですね。気療ハンドまたは気療ヒーリングを受けるだけで酸素濃度が上がるようです。

Q　新型コロナウイルス感染症による酸素濃度が低い人にも効果がありそうですね。

A　そういっていいでしょう。ミトコンドリアの自己増殖と活性化は、気療生命エネルギーの発生・発散源であるとともに「癒しの三調整の原理」と「癒しの心身調整」に役立ちます。当然、自他治癒力が身につきます。

Q　素晴らしい！

第10章　自他治癒力を身につけよう！

1　内なる「自他治癒力」の発見

Ｑ　内なる治癒力とは、自然治癒力のことではないのですか？

Ａ　一般的にいう自然治癒力のことと考えていいでしょう。ただ、ほとんどの人が、自然治癒力がすべて、自然治癒力を上げればいい、と思っているのではないでしょうか。

Ｑ　そうではないのですか？

Ａ　いままで説明してきた通り、もう１つの治癒力、すなわち「自他治癒力」があります。

治癒力の司令塔は、どこにあると思いますか。生命を守ったり病気やケガ・傷などを治してくれる司令塔は、実は脳幹なのです。

Ｑ　では自他治癒力も脳幹の働きですか？

Ａ　そうです。病気やケガ・傷などを外から（西洋医学によって）治し（対外療法）、静かに治るのを待つときに働くのが自然治癒力です。自他治癒力は体内において積極的に免疫力を高めて積極的に癒してくれます。ただ、自他治癒力はいまはまだ仮説です。

では表23「内なる『自他治癒力』を呼び起こす気療ハンド」をご覧ください。この「表23」では月にたとえて、自然治癒力がすべてで満月としてとらえています。気療の世界へ入るまでは、私も自然治癒

表23　内なる「自他治癒力」を呼び起こす気療ハンド

私たちの体内には、病気やケガ・傷などから生命を守り、また、病気を予防する「生命防御システム」という「内なる治癒力」が２つあります。１つは一般常識としての「現在の生命防御システム」である「自然治癒力」です。もう１つは、新発見であり「体内に眠っている生命防御システム」である、自他治癒力（自己治癒力と他者治癒力）です。

この「内なる治癒力」をイメージ的に月（半月の状態）にたとえてみましょう。気療エクササイズや気療ヒーリングにおいて、「気療ハンド」を活用することにより、私たちの体内に眠っている「自他治癒力（積極的免疫力）」が呼び起こされます。

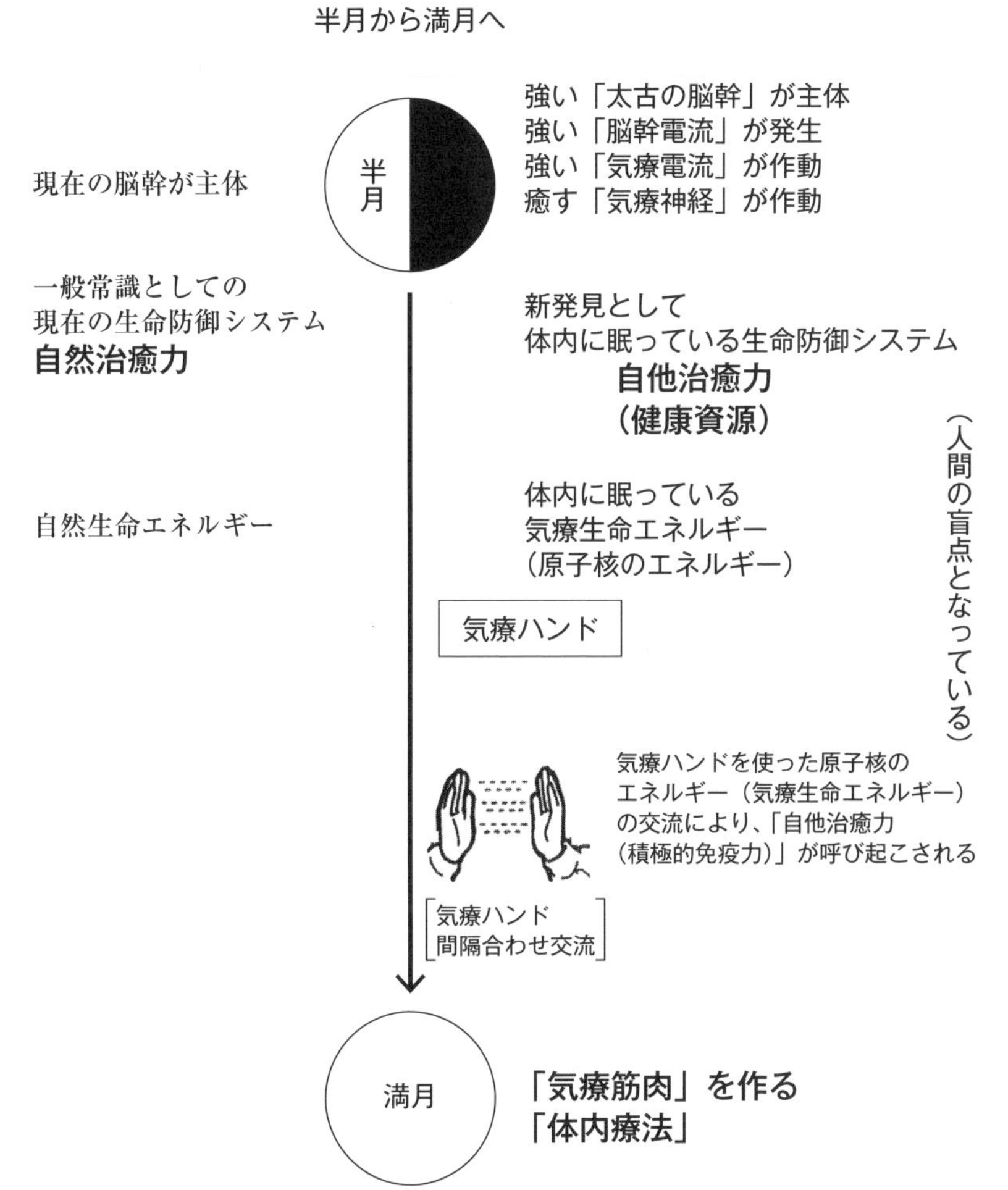

力が満月（すべて）だと思っていました。

Q　この表によると、自然治癒力だと半分しか使っていないということですね。

A　その通りです。これまでも説明してきました。内なる治癒力として「自他治癒力」を発見した、といわせていただきます。気療ハンドによる発見です。

2　自他治癒力は、体内療法——「脳幹まかせ」

Q　自他治癒力は「脳幹まかせ」の体内療法ですか？

A　そうですね。どんな病気やケガ・傷なども、超ミクロの細胞レベルでの戦いです。内なる自他治癒力は、超ミクロの戦いに真っ向勝負して勝つ治癒力だと考えられます。

Q　だから「脳幹まかせ」の体内療法なんですか？

A　その通りです。創意工夫や技術的な療法は必要ありません。

Q　だから再度ここで「脳幹まかせ」の体内療法の話を出してきたのですか？

A　はい。自他治癒力のよいところを強調して、さらに深く理解していただくためです。
参考に60ページの「太古の脳幹まかせ」の表7を参照していただきたいと思います。

3　病気やケガ・傷などによる諸症状

Q　気療は、病気などの症状にも効果があるのですか？

A　はい。もちろん私は医師ではないので、医療行為はできません。医療行為ではありませんが、例えば気療エクササイズをすると、大なり小なり症状が回復し、改善したという現実もあります。

そうした例を見ると、気療エクササイズにもそれなりの治癒力があると考えていいと思っています。

Q　その治癒力が内なる自他治癒力ですか？

A　そうです。1人でも2人でも、また多人数でも、気療生命エネルギーの瞬間伝達交流により内なる「自他治癒力」を呼び起こし合うのです。

Q　気療ハンドによる気療生命エネルギーの瞬間伝達交流で呼び起こし合うのでしょうか？

A　そうです。気療ハンドを使った気療エクササイズを、「感ずるがまま」「あるがまま」に行うだけでいいのです。

Q　気療の場合は、思想性がまったくないのですか？

A　はい、「○○だから癒されるのだ」「気療の気は○○から来ている」などの思想的・宗教的解説は必要ないと思っています。物理機能（物理現象）と生理機能（生理現象）の追究に徹しています。

Q　いままでの説明を聞いていましたから、理解できます。

A　では、次の表24「病気やケガ・傷などによる諸症状」をご覧ください。

表24　病気やケガ・傷などによる諸症状

①血中酸素濃度の低下	⑫下痢	㉓痛み
②呼吸困難	⑬食欲不振	㉔苦しみ
③高熱	⑭めまい	㉕不快感
④悪寒	⑮胸の圧迫感	その他
⑤頭痛	⑯味覚障害	
⑥咽頭炎（ノドの痛み）	⑰嗅覚障害	
⑦激しい咳き込み	⑱筋肉痛	
⑧肺炎	⑲関節痛	
⑨気管支炎	⑳倦怠感	
⑩会話不能	㉑睡眠障害	
⑪嘔吐	㉒ミトコンドリア機能低下	

Ｑ　いろいろな症状がありますね。
Ａ　いままで聞いた症状を列挙しただけです。
Ｑ　気療エクササイズだけでこれらの症状が、改善されたのですか？
Ａ　はい、「脳幹まかせ」の「自他治癒力」にまかせています。ただ、繰り返しますが、私は医師ではないので、並行して病院での治療は受けていただきたいと思います。
Ｑ　それにしても、気療エクササイズは素晴らしい脳幹の世界ですね。
Ａ　はい、皆さん安心して、どんどん気療エクササイズをしましょう！

４　気療ハンドで「自他治癒力」を身につけよう！

Ｑ　気療ハンドは大発見ですね。
Ａ　そうですね。しかし、前にもいいましたが気療に目覚めて以来、25年の年月を要しました。
　ついでにいいますと、強い「脳幹電流」の発見には、35

年の年月を要しました。「気療現象」を直視して「なぜ、なぜ？」そして「なぜ？」と問うてきた気療人生でした。

Q　愚直《ぐちょく》な気療人生を送ってきたのですね。

A　気療理論を確立するためには、妥協は許されなかったのです。どこかで妥協したら必ずブレが生じます。ブレが生じたら気療理論は成り立ちません。

気療現象に対しては、それを語る言葉もなく、もちろん気療用語などもなく、ゼロからの出発でした。

Q　苦労と努力の積み重ねで、いろいろな気療用語ができたのですね。

A　例えば自他治癒力は、体内に眠っている健康資源、未知なる「癒しの仕組み」、癒しの「人体地動説」などたくさんの用語を生みましたね。

Q　いろいろあって、いまは「気療ハンドで、自他治癒力を身につけよう！」とおっしゃりたいわけですね。

A　そうですね。「誰もがもっている内なる治癒力を、気療ハンドで身につけよう！」といいたいですね。自他治癒力は体内に眠っている「健康資源」ですからね。

第11章　テレビ出演のきっかけと撮影の裏話――過去に起こった気療現象を「気療解説」する

1　気療ハンドによる気療現象の「気療解説」

Q　気療現象の「気療解説」とは、どのようなものですか？

A　「気療解説」という気療用語を使うのは今回が初めてです。「気療解説」という言葉をここで登場させたのにはわけがあります。

アマチュア時代は、気療という言葉もない時代でした。右手の５本の指をそろえて「くの字」の「手のひら」にして「手振りと静止」を繰り返して病気やケガ・傷などを癒していました。

当時はいろいろと屈辱的なことを言われました。「くの字」の手のひらは、自然とそうなっていたんですね。それが今日の気療ハンドのもとです。

Q　わかりました。一番屈辱的なこととは、どのようなことでしたか？

A　「そんなことでよくなるんだったら医者はいらないよ」「馬鹿じゃないのか。お前は！」などですかね。そんなことを言われて、私は怒りで身体が震《ふる》えました。

返す言葉もなく、自分が情けなく思いました。その後もそのような言葉を否定しながら、気療ヒーリングを続けました。

しかし癒しの効果は抜群でした。私自身が否定しても現実には効果があるのですから、気療の癒し効果の素晴らしさを認めざるを得ませんでした。

Q　なるほど。わかりました。ところでどんなことに対しても、気療解説ができるのですか？

A　もちろんです。気療ハンドにより、いろいろな体内・体外の気療現象を説明できます。もちろんまだ仮説の部分もあります。

でも私は気療ハンドによって起こる気療現象を直視して、その「本質や背景」を言葉にしていますから、いい加減な説明はしません。

Q　なるほど。だから気療解説をしたいわけですね。

A　その通りです。屈辱をバネにして、気療ハンドによるいろいろな気療を解説していきます。いまは説明できることに喜びを感じています。

2　気療のきっかけの脳幹ショックは強い「脳幹電流」の発生だった！

Q　脳幹ショックとはどういうことでしょうか？

A　いまから35年前（1988年）、私が44歳になったばかりの2月3日節分の夜、真夜中の熟睡時間帯だと思いますが、突然頭の中の脳幹内でドカーンという音がしました。自宅の外で交通事故が起こったと思って目を開けました。

起きようとしたその瞬間に全身にバリバリと衝撃が走りました。またその直後に間髪を入れず2度目のドカーンという音がして、また衝撃が全身に走りました。

それから１か月にわたって同様のことが４回あり、合計６回の真夜中の「脳幹ショック」、または「電撃ショック」がありました。

Q　６回も脳幹ショック（電撃ショック）があったのですか？

A　そうなんです。ということで、本書の「はじめに」で触れた「脳幹電流」という言葉が生まれました。そのとき、まさに「脳幹電流」が発生したのです。

Q　脳幹ショック（電撃ショック）は、強い「脳幹電流」の発生だったと？　雷みたいですね。

A　その通りです。自然の雷と同じ現象です。だから強い「脳幹電流」が発生して全身に強い電流が流れたのでしょう。この全身の強い電流を、強い「気療電流」と呼ぶことにしたのです。

この強い「脳幹電流」と強い「気療電流」により、いろいろな体内・体外の気療現象を、確信をもって「気療解説」することができます。

Q　これまで気療理論を学んできましたから理解できます。ところで体の方はその後、変化があったのですか？

A　小学校６年生までは、身体が弱く、よく学校は休みました。また学校へ行っても喧嘩ばかりしていた子供でした。勉強はまったくだめでした。

だから通信簿の成績は全科目下位の１、２ばかりでした。つまり「悪い、非常に悪い」の評価でした。

小学校６年生のとき担任の先生に神沢は馬鹿だと言われ、自分でも本当に馬鹿だと思いました。

Ｑ　そんなことがあったのですか？

Ａ　本当のことです。しかし先ほど述べたように強い脳幹ショック（強い脳幹電流）を受けてから、すっかり丈夫な体になりました。

Ｑ　それまでは、どんな病気をしたのですか？

Ａ　赤ん坊のときに大腸カタルを患い、胃腸病では気療に目覚めるまで苦しみました。病気にはたくさんなりましたが、寒い冬は寒冷蕁麻疹《じんましん》で苦しみました。左の耳は、3歳のとき中耳炎を患い難聴となり、耳垂《みみだ》れは、20歳過ぎまでありました。

Ｑ　治ったのですか？

Ａ　はい。ほとんど治りました。気療人生の前半は、まったく説明することができませんでした。現在は気療理論が確立していますので、治った理由を説明できます。

では、強い癒しの「気療生命エネルギー」と癒しの「自他治癒力」がなぜ、身についたのかを説明しましょう。

◎気療解説

35年前に起きた私の脳幹ショックですが、現在では、強い「脳幹電流」が脳幹内に「発生」したのだろうと考えています。そして強い「脳幹電流」は神経（気療神経）を伝って全身に流れたのだと考えています。この脳幹電流を「気療電流」と呼んでいます。

つまり、強い「脳幹電流」と「気療電流」が全身に流れることにより、内臓筋と骨格筋の「筋肉細胞」の「瞬間収縮硬直と弛緩」が起こったのです。これが全身のバリバリという衝撃だったのです。

すなわち、強い「脳幹電流」と「気療電流」は、物理機能の物理現象です。全身の筋肉細胞の「瞬間収縮硬直と弛緩」は、生理機能の生理現象です。「物理現象」と「生理現象」が同時に起こったのです。

生理現象として筋肉細胞の「収縮と弛緩」の振幅が大きくなり、強い血流が起こり、筋肉細胞が自ら積極的に細胞呼吸を始めたのです。つまり癒しの「三調整の原理」が働きだしたのです。

それに加えて強い血流により、免疫力が高まりホルモンの分泌が盛んになったのです。その結果、「電流熱」と良好な血流により、基礎体温が上がったのでしょう。

だから私は「熱き男」になりました。さらに気持ちもおおらかになり、明るい男になりました。まさに癒しの「心身調整」が行われて、健康で丈夫な男になったと言えます。

では、１２８ページの表24「病気やケガ・傷などによる諸症状」をご覧ください。

私は、この表24の諸症状のほとんどに対して気療ヒーリングを施したことがあります。これらの諸症状は強い「脳幹電流」と「気療電流」により一掃されて、現在まで、ほとんど見られなくなっています。

話は変わりますが、癒しの強い「気療生命エネルギー」は91ページの表15「気療生命エネルギーの発生・発散源の仕組み」の通りのことが、強い「脳幹電流」と「気療電流」により、起こったと考えられます。

ちなみに、自律神経失調症という言葉を聞きますが、私の自律神経はバランスがよいと思います。良好な自律神経の働きに加えて、ミトコンドリアが増殖して活性化状態にあるのだと思います。

自他治癒力についてですが、気療生命エネルギーが、物理機能を主体とするならば、自他治癒力は生理機能を主体とすると言えます。つまり気療生命エネルギーと自他治癒力は「同一のもの」と言っていいでしょう。

気療生命エネルギーと自他治癒力の向上は、気療エクササイズと気療ヒーリングを続けたことでもたらされました。ちなみに、35年前の脳幹ショック（電撃ショック）が体内から起こり、現在開催しているオンライン気療エクササイズが、体外からの第2の脳幹ショック（電撃ショック）で起こったと言えます。すなわち強い「脳幹電流」と、強い「気療電流」が、体内に眠っている健康資源である気療生命エネルギーと自他治癒力をさらに強く掘り起こしたのでしょう。

私は現在78歳ですが、若返ったような気がします。

3　テレビ出演のきっかけと撮影の裏話――気療ハンドと動物たちとの気療生命エネルギーの瞬間伝達交流

さて、いよいよ動物たちとの瞬間伝達交流を取り上げます。

まず、表25「動物と気療ハンドの瞬間伝達交流一覧表（放映済み）」をご覧ください。

Q　多くのテレビ番組に出演されていますね。

A　そうですね。１９９７年にＴＢＳの「どうぶつ奇想天外！」に出演したのを皮切りに、２０２２年のＴＢＳ「ワールド極限ミステリー」の番組出演まで、25年間各局のテレビ番組に出演しました。

表25　動物と気療ハンドの瞬間伝達交流一覧表（放映済み）

年月	動物名	番組名	テレビ局
一九九七年一一月	猿（反省ザル）	どうぶつ奇想天外！	TBS系
一九九八年　六月	アライグマ・ハエ	奇跡体験！アンビリバボー	フジテレビ系
二〇〇一年　四月	水牛・鹿・コアラ・亀・象他	これマジ!?（オーストラリア編）	テレビ朝日系
一〇月	羊（三〇〇頭）・闘牛（ボガバンテ）	これマジ!?（スペイン編）	テレビ朝日系
一二月	バッファロー（二〇〇頭）・トピ・サイ・カバ他	これマジ!?（ケニア編）	テレビ朝日系
二〇〇二年　六月	バイソン・羊他	日韓ワールドカップ記念	韓国テレビ
一〇月	シベリアンタイガー・ヒグマ	これマジ!?（シベリア編）	テレビ朝日系
二〇〇五年　六月	バイソン（二〇〇頭）・グリズリー（熊）他	世界超常現象審議会（アメリカ編）	テレビ朝日系
二〇〇六年　二月	バイソン・羊他	KBS	韓国テレビ
四月	バイソン（八〇頭）・羊他	特命リサーチ200X	日本テレビ系
七月	アキシスジカ・ダチョウ・カワウソ他	どうぶつ奇想天外！	TBS系
二〇〇七年一一月	バイソン・羊他	超能力アカデミー2007	フジテレビ系
二〇一一年一二月	バイソン（七頭）・アルパカ（一九頭）	スーパーヒューマンズ	ヒストリーチャンネル（アメリカ）
二〇一七年　六月	ベンガルタイガー・シカ	世界がビビる夜	TBS系
二〇一八年　三月	ヒグマ・オオカミ	ヤバいよ！　怪奇探偵団	TBS系
二〇二一年一二月	ホワイトタイガー・バイソン	たけしの超常現象!?不思議だなニュース	テレビ朝日系
二〇二三年　四月	ホワイトタイガー・犬（ゴールデンレトリバー）	ワールド極限ミステリー	TBS系

「やらせでは？」「手を振っている陰で、別の方法で動物を眠らせているのでは？」などの批判は聞いたことがありますが、不思議なことに「手を振っているだけで、なぜ動物たちが気持ちよく倒れ込んで眠るのですか？」という質問は、いままでゼロです。皆無です。

Q　なぜ、質問がないのでしょうか？　放送されたことは真実なのですよね？

A　「やらせをやれ」と言われたら、私の性格上テレビ番組には出演していません。放送されたことはすべて真実です。

どうして質問がないかというと、「4次元思考」、すなわち目に見える「物体的概念」で見て考えているからでしょう。つまり「一般的思考」では追いつかない「一般常識外」の気療現象が起きているからです。

簡単にいえば「意識構造」外の気療現象の世界だから、「不思議だな」と思っても質問ができないのではないでしょうか。

要は気療ハンドの「手振りと静止」の繰り返しです。だから気療ハンドによる気療現象を信ずる「根拠」もないし、否定する根拠もないのが実態です。

否定する人は、草原に睡眠薬をまいたとか、麻酔銃を使って眠らせたとか、偶然眠る時間帯だったのだろうとか、さまざまな否定的なことを言いました。

Q　でもそんなことをしたらテレビ局も批判を受けますよね。

A　放送された内容が真実でなかったら、25年もの間、テレビに出演できません。私自身もやらせはやりたくないので断ります。

Ｑ　そうですよね。ところでテレビに出演し始めたきっかけは、なんだったのでしょうか?

Ａ　アマチュア時代にさかのぼります。気療を始めて間もない頃、友人の飼っていたセキセイインコがぐったりしていたところ、手振りをしていたら、１分ほどで元気になったということがありました。

それに別の友人宅を訪ねたところ玄関で犬が倒れていました。友人に尋ねたところ、外で交通事故にあって腰が立たなくなったとのこと。

右手で15分ほど手振りをしました。変化がないので駄目かと思いました。

その翌日の朝、友人から電話があり、「神沢、動けなかった犬が庭を駆け回っているぞ!」とのことでした。そのとき、鳥も犬も病気やケガが気療でよくなるのだとわかりました。

それから上京してプロの気療師になってから５年後にある会合でテレビ局のH氏に会いました。その３か月後に電話があり、「神沢さんは動物を癒せますか?」と聞かれました。

私はアマチュア時代の２件のことを思い出して答えました。「動物も人間も同じですからよくなります」。そのときに出演したのがＴＢＳの「どうぶつ奇想天外!」でした。

Ｑ　その番組からたくさんのテレビ出演となったわけですね。

Ａ　その通りです。

Ｑ　思い出となる動物との交流はありますか?

Ａ　どれもぶっつけ本番のロケでしたが、しいて挙げれば２００１年10月スペインの３００頭の羊、２００１年12月ケニアのバッファロー２００頭、２００５年６月アメリカの２００頭のバイソンの３件ですね。

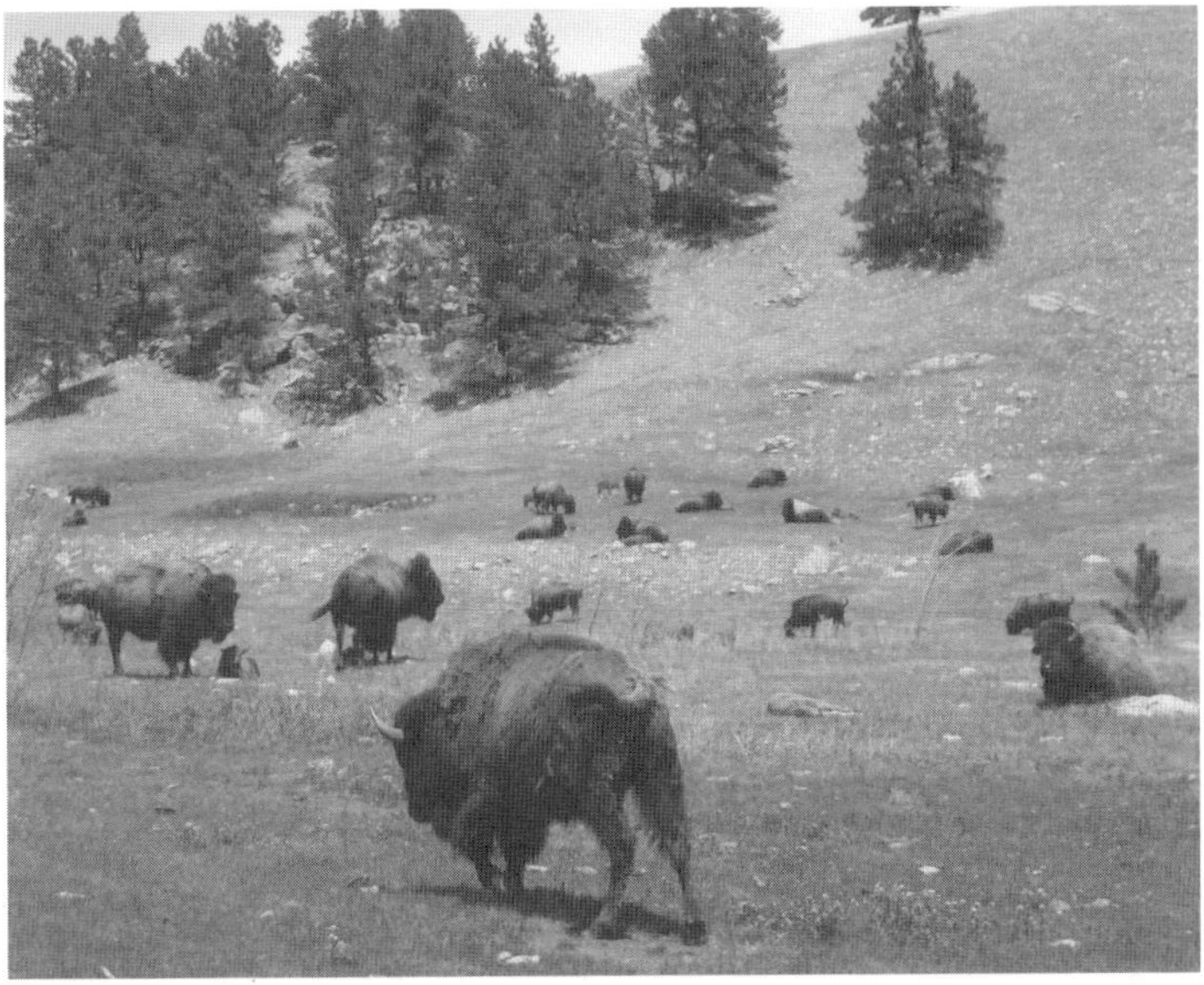

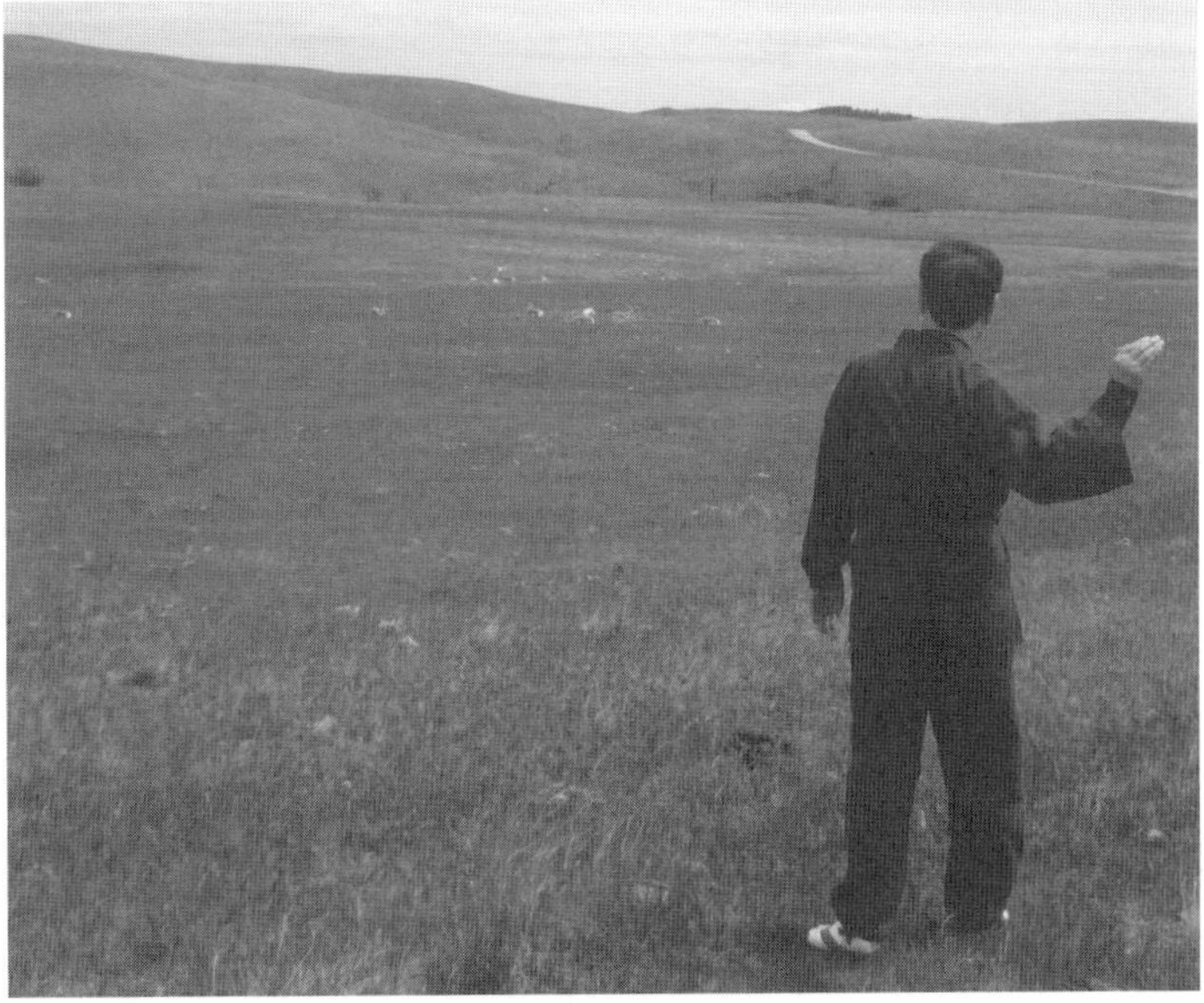

上は2005年６月、アメリカ・サウスダコタ州のバイソンの群れ。下はそのとき、草原の動物たちに向かって気療を行う筆者（次ページも）

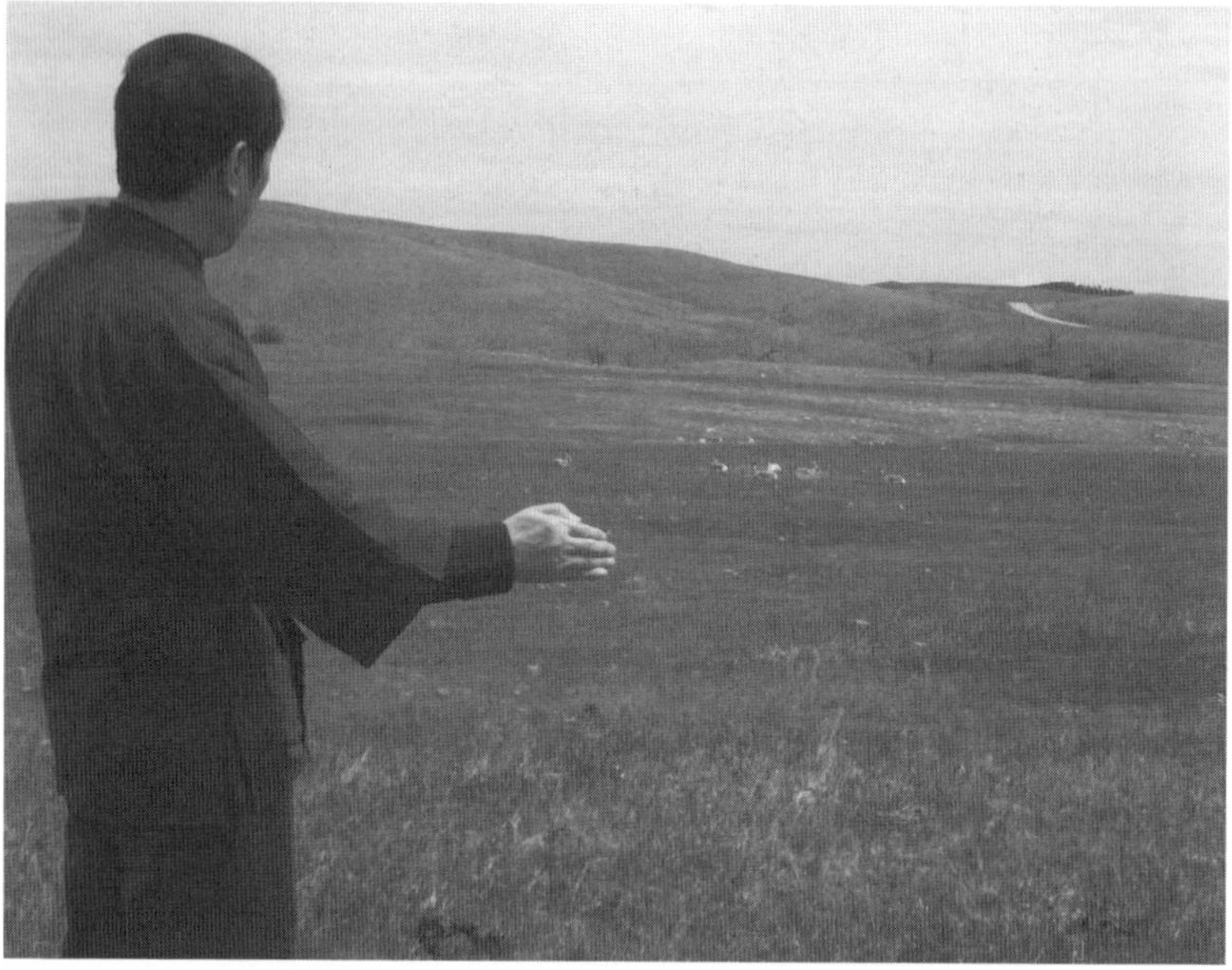

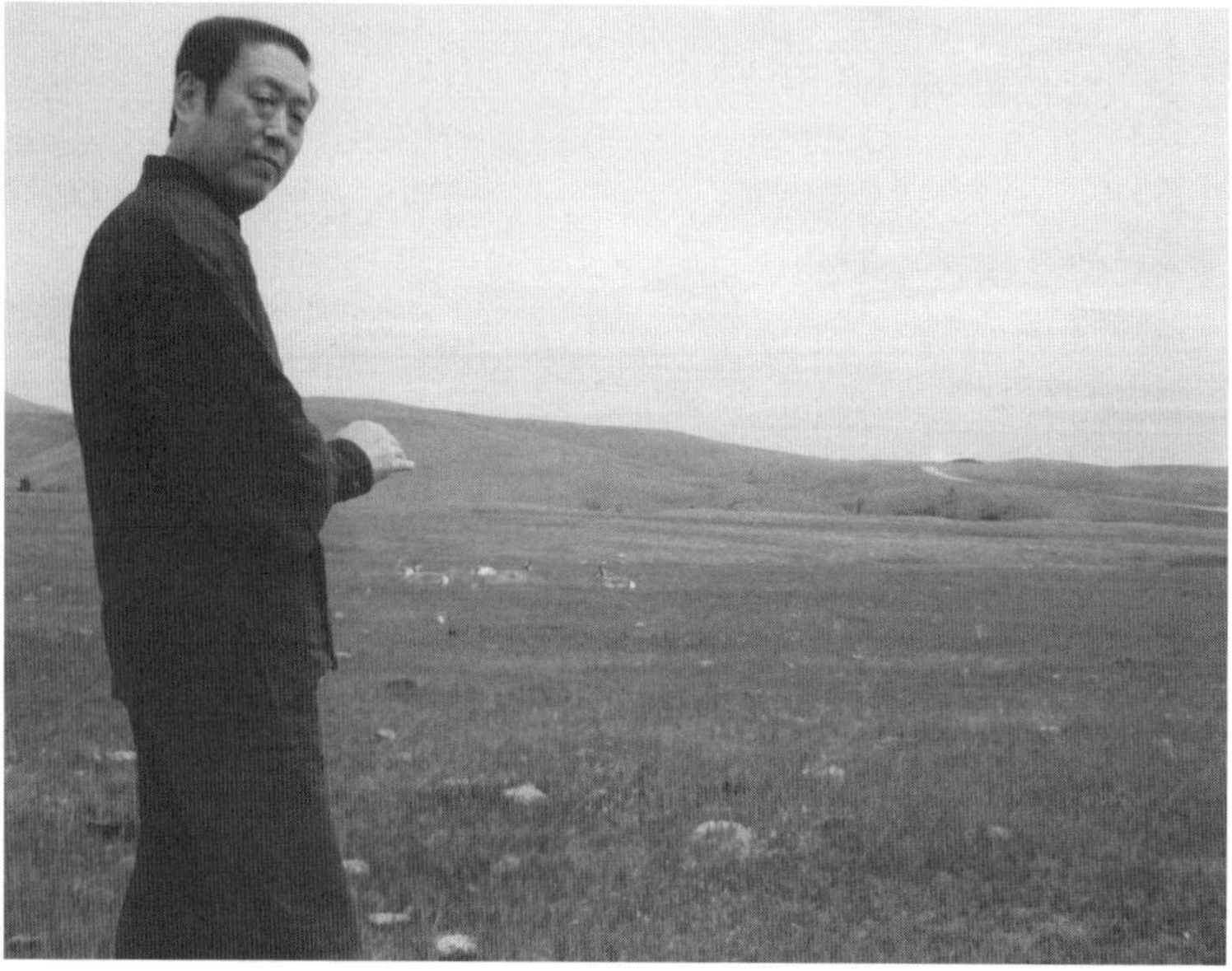

Q　それだけの数の動物を気療ハンドで眠らせたのですか？

A　そうです。なぜ動物たちが眠り、「気療睡眠」に入るのか、気療解説をしてみましょう。

◎気療解説

まず、人間と動物の違いから話しましょう。人間には大脳の「抑制機能」があり、低周波や目には見えないエネルギーを感ずることができません。だから安心して生活ができているのです。

「抑制機能」は大脳新皮質の働きですが、大脳新皮質は人を含む哺乳類にしかありません。他の動物には大脳新皮質がないのです。

ということは、哺乳類以外の動物には大脳の「抑制機能」はありません。脳幹が丸出しです。

動物は刺激を受けたり、食事をしているときは眠ることはありません。刺激を受けると身の危険を感じ、食事は命をつなぐ時間ですから、どんなに気療生命エネルギーで交流しても眠りません。

しかし、この2つのとき以外は脳幹の感覚硬直神経の働きが人間と違って鋭敏です。そのため、気療ハンドエネルギーを感じて眠くなるのです。ちなみに私たちの大脳は、脳幹から睡眠物質が分泌されて眠くなります。

気療ハンドにすることで、強い「脳幹電流」が発生し、癒しの「気療電流」が全身に流れて、癒しの強い気療生命エネルギーが、動物たちの脳幹を直撃します。そうすると、瞬間伝達交流が始まります。

波動的に考えれば、人間の脳幹と動物たちの脳幹による脳幹波動交流をしているとも言えます。大脳波動は警戒して敵意を抱くかもしれません。そこで「抑制機能」が働くのでしょう。

さて問題は、どうして動物たちは気持ちよく眠り「気療睡眠」に入るのかです。体外の気療現象は、強い癒しの「気療生命エネルギー」の「瞬間伝達交流」です。

体内の気療現象として、動物たちの脳幹は強い癒しの「気療生命エネルギー」の刺激を受けて、強い「脳幹電流」が発生すると、同時に全身の神経網に強い電流（気療電流）が流れます。強い電流により全身の筋肉細胞の「瞬間収縮硬直と弛緩」が始まり、筋肉細胞の「収縮と弛緩」の振幅が大きくなります。

筋肉細胞の「収縮と弛緩」の振幅が大きくなれば、血流が強くなります。同時に筋肉細胞の呼吸は自ら積極的に盛んになります。つまり癒しの「三調整の原理」が働きだすわけです。

そうすると、強い血流によって体温が上がります。体温が上がるのは強い電流「気療電流」によって「電流熱」が発生するからだと考えられます。

人間も同様です。赤ちゃんが眠くなるときは手足が温かくなります。大人も動物も同様です。

実をいいますと、熱くなり眠りにつくとき、強い強い気療生命エネルギーが体内に発生し、体外に発散することがわかっています。だから動物たちが倒れ込む前の２～５秒前に、気療ハンドの手応感覚で倒れ込むことがわかるのです。

さて、羊、バッファロー、バイソンの群れが次から次へと気持ちよく倒れ込んで眠るのはなぜでしょう。実は群れの各個体が発する気療生命エネルギーが集まって、「集合気療生命エネルギー空間」または「集合気療空間」ができるのです。

各個体の体内の超ミクロのエネルギーが、集合・集積してマクロ化します。マクロ化した個体の気療生命エネルギーが集合・集積して癒しの強い集合気療生命エネルギー空間を作るのです。その結果、彼らは安心して倒れて気療睡眠に入ったのです。

ちなみに、私の夢のまた夢ですが、アフリカのケニアで気球に乗って上空からヌーの大群10万、20万頭を眠らせたいですね。気療生命エネルギー交流をして、横になって眠ったヌーたちのじゅうたんを作りたいですね。説明したように気療理論では、こうしたことを行うことも可能でしょう。

Q　それができたらすごいですね。

A　そうですね。夢のまた夢ですね。

Q　実現してほしいです。

4　うつ病の女性（26歳）のケース

私がアマチュア時代の4年間の前半の頃、うつ病で苦しんでいた26歳の女性に気療ヒーリングをしたケースを紹介したいと思います。彼女が語ったところによると、高校3年生のときに国語の教師から本の朗読をするようにと指示を受けた瞬間に、心臓がドキッとしたそうです。

それから心臓の動悸がおさまらず、ずっと続いて心身に変調をきたすようになったとのことです。この心身の変調がうつ病へと変わっていったのです。8年間全国を回り、いろいろな治療を受けてきたとのことでした。

それでも少しもよくならず、ますますひどくなるばかりだったそうです。ある人の紹介で、群馬へ行かせるから気療ヒーリングをしてくれと言われて、私の自宅を彼女は訪れました。

彼女の印象は目がうつろで暗い雰囲気でした。

Q　彼女に気療ヒーリングをしたのですか？

A　ええ、しました。しかし、そのときは気の世界に関しては素人で、経験の少ない頃でした。うつ病の人に気療ヒーリングをしたのは初めてでした。

Q　どのように始めたのですか？

A　まず、仰向けに寝てもらいました。右の気療ハンドで頭頂から10㎝ほど間をあけて手振りを始めた瞬間に、女性は両腕を動かし、もがき始めました。そして起き上がって暴れだしたので、私はビックリしました。

ですから3分ほどで中断しました。気療ヒーリングをして、人が暴れだしたのは初めてでしたね。

それで、私の母が家にいましたので手伝ってもらいました。仰向けに寝かせて、起き上がらないように胸を押さえてもらい、私は女性の頭頂から再び気療ヒーリングを始めました。

するとまた暴れだし両腕が捻じ曲がり折れんばかりでした。そして彼女の顔はこの世のものとは思えないすさまじい鬼の形相となったのです。私は驚きながらも構わず彼女の頭頂に向かって「手振り」していました。

約1時間ほどして女性の激しい動きが止まりました。その瞬間、気療ハンドに感じた嵐のような手応感覚がなくなり、スカスカの手応感覚となりました。

Ｑ　それでどうなったのですか？

Ａ　起き上がるように言いました。女性は起き上がって正座して周囲を見回していました。「どうですか？」と私は尋ねました。彼女は「周囲が明るくなり鮮明になった」と言いました。さらに「どうしました？」と尋ねると、「背中の岩盤が取れた」と言いました。

楽になったとのことでした。そして彼女の顔はきれいになり美人に変身していました。

Ｑ　1回の気療ヒーリングでよくなったのですか？

Ａ　そうです。それも頭頂に向けてひたすら気療ハンドで手振りしただけです。帰るときには満面の笑みで、別人のようでした。

Ｑ　すごいですね。素晴らしいですね。

Ａ　私自身もこういう世界があるのだと、初めて知りました。

8年もの間、うつ病で苦しんでいた女性が1回の気療ヒーリングでよくなるなんて驚きでしかありません。気療の立場から彼女のうつ病について検証してみましょう。

なお、彼女のうつ病の例を紹介したのは、いろいろな病気の症状をもっていると思ったからです。また彼女は自分を罵倒する幻聴にも悩まされていました。

では、気療の視点から彼女の心身を検証してみましょう。

◎気療解説

まず、私の家に来たときの女性の心身の状態を推測してみます。彼女の筋肉細胞の「収縮と弛緩」の振幅が小さくなっており、血流が弱く悪化状態にあり、筋肉細胞の呼吸自体が弱い状態にあったと考えられます。

さらにミトコンドリアも機能低下状態だったと考えられます。自律神経のバランスが悪く副交感神経の働きが弱く、交感神経の働きが優位の状態が続いていたのではないかと考えられます。心身が悪循環の状態から脱出できない状態が続いていたのでしょう。

私と出会ったことで、女性の心身に激変が起こったのです。この激変がどのように起こったのか。また心身の悪循環の状態からどのように「良好な循環」に変化したのかを説明していきます。

まず私の気療ハンドによる強い癒しの気療生命エネルギーの瞬間伝達交流により、彼女の脳幹に強い「脳幹電流」が発生して、全身に電流、すなわち強い「気療電流」が流れました。強い「気療電流」の刺激により、筋肉細胞に「瞬間収縮硬直と弛緩」が起き、同時に血流が強くなったのでしょう。さらに筋肉細胞の呼吸が自ら積極的になり、酸素不足が解消されました。

つまり「癒しの三調整の原理」が働きだしたのです。それに酸素好きな「ミトコンドリア」が増殖し活性化したと推測されます。

その結果、良好な血液循環により脳全体と特に「脳幹」が活性化して、強い癒しの指令を発し、ミクロ的に筋肉細胞の「瞬間収縮硬直と弛緩」が起こったのでしょう。通常だと動きにはならないのですが、彼女の場合、目に見える激しい動きが必要だったのです。そして内臓筋も激しい動きをしたのだろうと推測できます。

この激しい動きによって、硬直していた全身の筋肉細胞をほぐしたのでしょう。だから女性は「背中の岩盤が取れた」と表現したのだと思います。つまりマクロ的に全身の「筋肉調整」がなされたのです。

128ページの表24「病気やケガ・傷などによる諸症状」をご覧ください。彼女の場合、これらの諸症状に苦しんでいたことでしょう。ところが気療ヒーリングを受けて、幻聴を含めたこれらの諸症状が、解消・解放され、よくなったのです。

この解消と解放は「悪循環の状態」から、強引に「良好な循環状態」になったことを示す証拠だと、言っていいと思います。

5 「自他治癒力」の存在を父親が証明

私の父親が「自他治癒力」の存在を証明してくれたことについて簡単にお話ししておきます。

父は、青春時代を戦争中に過ごし、戦後は建具《たてぐ》職人として生きました。戦時中、戦地でマラリアを患いましたが、なんとか生還できました。

68歳のとき胃ガンを患い、手術を受け、胃を3分の2切除しました。70歳のときにガンが肺に転移して肺ガンとなり、体重が36キロに落ちました。そのとき、余命3か月と告知されました。

ところが新しい制ガン剤（当時はそう呼んでいました）が適合して回復に向かい、半年後には体重が

51キロまで戻りました。奇跡的に助かりました。

その後、私が脳幹ショック（電撃ショック）を受けて気に目覚め、人々の病気やケガ・傷などを癒せるようになりました。それを見ていた父は息子の私にできるのならば、自分にもできるはずだといって、手のひらで毎日気療エクササイズをしていました。いまでいう「気療ハンド間隔合わせ交流」と「気療ハンド気練り交流」と「気療ハンド開閉交流」です。

最初は、手に感覚がまったくないようでしたが、暇にあかせて根気よく続けていました。そのうちに手応感覚が少しずつ出てきたといって喜んでいました。そして気療エクササイズを始めて10か月ほどしてからでしょうか。隣近所の人たちや親類の人たちに気療ヒーリングをしたところ、ほとんどの人からよくなったと言われたそうです。

そうやって父は「自他治癒力」と感知判別能力を身につけてしまったのです。地元の新聞にもニュースとして報じられました。父が75歳のときでした。

以来、87歳で亡くなるその日まで12年間、病気やケガで苦しんでいる人たちのために役立つことができ「俺は世界で一番の幸せ者だ」といって喜んでいました。

Q　お父さんも病気やケガ・傷などを癒せるようになったのですか？

A　職人気質《かたぎ》で頑固な父が、私と同様に気療ヒーリングができるようになるとは、驚きでした。また、ガンの再発もなく12年間、頼まれれば気療ヒーリングをしていましたね。死ぬまで続けていました。

Q　お父さんが死亡された原因はなんですか？

Ａ　脳内出血で倒れてからは会話ができませんでしたが、そうなってから2日と半日間生きました。その後、家族に迷惑をかけず、世間でいうピンピンコロリで亡くなりました。
Ｑ　お父さんは75歳からはよい人生を送ったのですね。
Ａ　そうですね。父は、ガンの再発もなく天寿をまっとうしたと思います。

◎気療解説

父がなぜ「気療生命エネルギー」と「自他治癒力」を身につけられたのかについて、気療理論に基づいて説明しましょう。気療生命エネルギーは物理機能（物理現象）を基礎にして、自他治癒力は生理機能（生理現象）を基礎にして考えます。とにかく、「気療生命エネルギー」と「自他治癒力」は、同一視します。

まずは気療ハンドです。父が気療ハンドにした瞬間に脳幹内に強い「脳幹電流」が発生し、強い「気療電流」が全身に流れました。同時に気療神経が作動したと考えられます。

そして気療ハンドを含めて全身の筋肉細胞（内臓筋・骨格筋）の「瞬間収縮硬直と弛緩」が起こりました。癒しの「三調整の原理」が起こったのです。その結果、癒しの心身調整が始まったのでしょう。

父は毎日、気療ハンドで1人気療エクササイズをしていました。両手を気療ハンドにして、「間隔合わせ交流」「気練り交流」「気療ハンド開閉交流」を暇にあかせてやっていたようです。

父と私は2人気療エクササイズをしたことがありません。父は1人気療エクササイズをやっていたようです。

話はそれますが、笑い話があります。父が80歳の頃、私は両親を目の前にして、「俺は頭にきている」と言いました。２人はギョッとして驚いた顔をしていました。

父は「なんのことだ！」と言いました。私は、父の頭を見ながら、「俺は自分の頭の毛が少なくなっているのに、なぜ父は髪の毛が生えてきたのだ」と言って、父の頭の毛を触りました。

髪の毛が硬く生えてザラザラしていました。本当に髪の毛が増えていたのです。

そのことを言ったら両親は笑っていました。というのも父が胃ガンと知ったときにショックを受け、また仕事が忙しくて残業をしていました。

そのショックと疲労で私の髪の毛はゴッソリと抜けて、驚いて床屋へ駆け込みました。本当に髪の毛は少なくなりました。私が36歳のときのことでした。

そんなことがあったので、両親をからかって脅かしたものです。父は制ガン剤で髪の毛がなくなってはげていたからです。それから私の髪の毛は復活しました。気療は髪の毛にもよいという証明になりました。

さて父のガンの再発は、どうして防げたのでしょうか。

気療ヒーリングは見た目は施術をしているようですが、中身は気療エクササイズと同じです。父のことで検証してみましょう。

気療ヒーリングも気療生命エネルギーの瞬間伝達交流です。気療エクササイズも同じです。

父は気療ハンドにした瞬間にスイッチオンとなり、強い「脳幹電流」、強い「気療電流」、それに「気療神経」「自律神経」などが一斉に作動して、気療生命エネルギーと自他治癒力が強くなります。その刺激を受けた人からも強い「脳幹電流」が発します。

気療ヒーリングをすれば、私の父と同じように気療生命エネルギーと自他治癒力が体内に起こります。つまり、お互いの気療生命エネルギーと自他治癒力の瞬間伝達交流が行われるのです。だから気療ヒーリングも気療エクササイズと同じなのです。お互いが「脳幹まかせ」になることで、病気やケガ・傷などの症状が改善し、よくなる場合もあるのです。ということは、気療においては施術という概念はないのです。「癒す」のではなく「よくなって」しまうのです。

結論をいいますと、父の場合、自分を癒しながら他者を癒していたのでしょう。そして他者を癒しながら、自分を健康にしていったのです。

結果的にはガンの再発を抑えて、天寿をまっとうしたのです。まさに父は気療の「夢の療法」をしたのです。

第12章　気療ハンドで自他治癒力を身につけ、病気を予防しよう！

Q　気療ハンドで自他治癒力を身につければ、病気を予防できるのですか？
A　そう考えていいでしょう。絶対ではありませんが、かなりの予防効果が期待できます。
Q　なぜそう言えるのですか？
A　父も私も病気はたくさんしました。私は、気療に目覚める前に一度人間ドックを受けたことがあります。
35年ほど前でした。以来人間ドックや検診は受けたことはありません。病気らしい病気はしていません。

私の場合は病気の予防になっていると思っています。気療生命エネルギーと自他治癒力が身についたことで病気にならずにすんでいます。
Q　他の人はどうですか？
A　気療ハンドの自他治癒力で、癒しの気療効果を多数出してきました。ということは、病気を予防できる可能性も十分にあると考えられます。
Q　そうですね。気療ハンドにすれば、物理機能として気療生命エネルギーが強くなり、生理機能として癒しの三調整の原理と癒しの心身調整が働きだしますものね。
A　その通りです。よく覚えてくれましたね。うれしいです。

Ｑ　ということは、これから人生１００年時代となる中で、健康寿命を延ばすことになるのでしょうか？

Ａ　もちろんです。気療ハンドで、私たちの体内に眠る健康資源である自他治癒力を呼び起こせば、健康寿命を延ばすことも可能になるでしょう。

Ｑ　最後に、本書でおっしゃりたかったことをまとめていただけますか。

Ａ　私たちの身の回りにあって、目に見えるもの、目に見えないものすべて、そこには地球上の目に見えるもの、目に見えないもの、あらゆる生物もすべて含まれます。それから、地球自体も、です。
それらすべては気療ハンドによる「気療ハンド生命エネルギー交流」で「瞬間伝達交流」される「媒体物質」であり、「増幅物質」です。

「瞬間伝達物質」「媒体物質」「増幅物質」を具体的に述べると、以下のものになります。

◎目に見えない物質――「気体」
○気体……空気、ガス、蒸気など
◎目に見える物質
○液体……水、雨、その他の液体など
○固体……建物（床・天井・壁など）、家具類、着物、その他など／地球自体、地球上にあるすべての物体これらの物体（物質）のすべては、素粒子に基づく原子核（陽子・中性子）、原子（元素）、分子から成り立っています。この超・超・超ミクロの物質は目には見えない世界です。

この超・超・超ミクロの空間（物質空間）があることで、気療ハンドエネルギー（気療生命エネルギー）の瞬間伝達交流が可能になります。そして、超・超・超ミクロの物質は瞬間伝達物質、媒体物質、増幅物質の役割を果たしています。この超・超・超ミクロの世界には、遮蔽《しゃへい》物、距離、時間の概念（考え）はありません（仮説としての結論です）。

このように、気療ハンドエネルギー（気療生命エネルギー）と自他治癒力を高めることにより、病気やケガなどが癒され、病気の予防にも役立てることができると考えられます。

以上述べたのは気療理論として仮説の部分はありますが、気療効果（気療現象）は大なり小なり誰にでもあることは間違いありません。

Q　ありがとうございました。本書で学んだ気療のことを多くの人に知っていただければと思います。

おわりに

本書を書き終えて安堵しました。というのも気療に対して摩訶不思議、超能力、特殊能力、特別能力といったイメージを払拭《ふっしょく》できたと思うからです。

気療理論をピラミッドにたとえるなら、ピラミッドの頂上の部分が明確になったからです。誰でも気療ハンドと、強い「脳幹電流」をもっていることを明白に説明できるようになったからです。

気療のプロとして歩んできて、本当によかったと思っています。アマチュア時代は、気療をすることで人間関係がおかしくなったりもしました。自分では男気を通して生きてきたつもりでしたが、妙なレッテルを貼られていたようです。また友人たちも白眼視するようになりました。

そんな中ある人の紹介で、たま出版の故・瓜谷侑広社長に会いました。別れ際に「私はどうすればよいでしょうか」と尋ねました。すると瓜谷社長はドスの利いた声で「神沢さん、この道（気療の道）しかないだろう」と言われました。

私はすかさず「気療で生活していけるのですか？」と聞きました。「もちろんです」と社長は言いました。

私は内心不安を感じていました。私は、気の世界とはまったく無縁の人生を送ってきましたから。

それから瓜谷侑広社長とのお付き合いが始まりました。よく東京へ呼ばれて、気療ヒーリングを頼まれるようになりました。

本書で紹介したうつ病の女性（26歳）もそうして知り合ったうちの1人でした。私自身はその効果を否定しながら、気療ヒーリングを続けました。しかし否定しても否定しても目の前で効果が出るので、素晴らしさを知るようになりました。

そうこうしているうちに瓜谷侑広社長とのお付き合いは3年に及びました。そして、公務員生活を続けるか、プロの気療師となるか、判断をする時が来たのです。私は迷いましたが、気療の素晴らしさに惚れて、プロの気療師となることを決意しました。私が48歳のときでした。

※

1992年（平成4年）、公務員を退職して上京しました。瓜谷侑広社長は、私がすぐに生活ができるように、マンションや銀行口座の開設などいろいろと手配してくれました。瓜谷社長との出会いがなかったら、気療は誕生しなかったでしょう。いまは亡き瓜谷侑広社長に深く感謝しています。

それと上京するときに決意をしたことがあります。それは、生の大根をスパッと包丁で切断するように、いくつかの例外を除いて過去の人脈を断ち切ったことです。それに加えて、プロの気療師として生きられなかったとしたら、田舎へは帰るまい、と心に決め退路を断ったことです。

そういうことを思い出すと、よくここまで来られたなと思います。気療理論の確立は、私にとっては大きな気療人生の目標でした。

そして「気療ハンド」と「脳幹電流」によって起こるさまざまな体内・体外の「気療現象」の理論的

展開は、仮説部分を含めた「前人未踏」の世界です。この前人未踏の世界を解明できたことは本当に幸せです。

とにもかくにも、本書を書き終えて感無量です。

最後になりますが、本書『気療の奥義』の内容を理解し、実践することで、気療現象を起こし、気療効果をあげる人が、次世代の「気療後継者」です。気療後継者がどんどん増えることが、私の心からの願いです。

読者の皆さん、気療ハンドで自他治癒力を身につけて、ぜひ健康増進をしてください。そして人生100年時代、健康寿命を延ばして、長生きしましょう。

気療塾学院長・神沢瑞至

著者プロフィール

神沢 瑞至（かんざわ ただし）

1944年1月　群馬県に生まれる。
1968年3月　明治大学法学部卒業
1971年12月　公務員となる。
1988年1月　身体に異変が起きる。2月、3月にかけて真夜中の睡眠中に脳幹（電撃）ショックが合計6回起きる。これが原因で「気の力」に目覚め、自己のいろいろな病気もよくなり、人の病気やケガに癒しの効果があることに気づく。以来、現在まで延べにして数万人を癒す。
1992年3月　公務員を退職、上京する。
1992年4月　「気の力」の研究と実践に専念し「気の力」の普及活動に入る。
1994年7月　フランスのアヴィニョンに1か月ほど滞在、気の力の普及活動
1995年2月　著書『気療』（たま出版）を出版
1996年5月　著書『遠隔気療』（たま出版）を出版
1996年8月　気療塾を開設
1997年11月　TBS系『どうぶつ奇想天外！』出演
1998年6月　フジテレビ系『奇跡体験！ アンビリバボー』出演
1998年8月　気療塾学院を開校（気療塾を改名）
1999年7月　気療塾学院パリ分校開校
2001年4月　テレビ朝日系『これマジ!? オーストラリア編』出演
2001年10月　テレビ朝日系『これマジ!? スペイン編』出演
2001年12月　テレビ朝日系『これマジ!? ケニア編』出演
2002年6月　日韓ワールドカップ記念特別番組、韓国テレビに出演
2002年10月　テレビ朝日系『これマジ!? シベリア編』出演
2002年12月　気療師派遣業のモデル事業開始
2004年2月　著書『気療で健康増進』（たま出版）を出版
2005年6月　テレビ朝日系『世界超常現象審議会（アメリカ編）』出演
2006年1月　気療塾学院大阪校開校
2006年2月　韓国テレビ（KBS）出演
2006年4月　日本テレビ系『特命リサーチ200X』出演
2006年7月　TBS系『どうぶつ奇想天外！』出演
2007年2月　遠隔気療ネットワーク開始
2007年11月　フジテレビ系『超能力アカデミー2007』出演
2011年12月　ヒストリーチャンネル『スーパーヒューマンズ』出演
2013年5月　著書『気療講座　自他治癒力を身につけよう』（文芸社）を出版
2016年10月　著書『気療講座2 「気療現象の原理」の発見』（文芸社）を出版
2017年6月　TBS系『世界がビビる夜』出演
2018年3月　TBS系『ヤバいよ！ 怪奇探偵団』出演
2020年12月　著書『気療講座3　癒しの人体地動説』（文芸社）を出版
2021年12月　テレビ朝日系『たけしの超常現象!? 不思議だなニュース』出演
2022年4月　TBS系『ワールド極限ミステリー』出演

www.kiryoujyuku.jp/

気療の奥義
手を振るだけであなたも動物を癒せる！

2023年１月15日　初版第１刷発行

著　者　神沢 瑞至
発行者　瓜谷 綱延
発行所　株式会社文芸社
〒160-0022　東京都新宿区新宿１－10－１
電話　03-5369-3060（代表）
03-5369-2299（販売）

印刷所　図書印刷株式会社

ISBN978-4-286-24067-1